삼성병원 간호사
GSAT
실전모의고사 3회분

삼성병원 간호사 GSAT
실전모의고사 3회분

초판 1쇄 발행   2021년 04월 23일

편 저 자 ｜ 간호사시험연구소

발 행 처 ｜ (주)서원각

등록번호 ｜ 1999-1A-107호

주   소 ｜ 경기도 고양시 일산서구 덕산로 88-45(가좌동)

대표번호 ｜ 02-324-2051

교재주문 ｜ 031-923-2051

팩   스 ｜ 02-324-2057

교재문의 ｜ 카카오톡 플러스 친구[서원각]

영상문의 ｜ 070-4233-2505

홈페이지 ｜ www.goseowon.com

책임편집 ｜ 이가람

디 자 인 ｜ 김한울

Preface

'삼성서울병원'은 건강한 사회와 복지국가 실현을 위하여 이웃과 함께하는 따뜻한 기업으로서의 사명을 다하고자 1994년 11월 9일 설립하였다. 환자중심과 고객만족이라는 슬로건으로 국내 의료계 패러다임을 바꿔왔다. 앞으로는 환자행복을 위한 의료혁신을 구현하며 사회적 공헌활동을 선도하는 공익적 의료기관으로 미래의 병원상을 만들어간다.

'강북삼성병원'은 1968년 11월 2일 유서 깊은 경교장 터에 대한민국 최고의 병원을 모토로 개원하였다. 환자중심의 헬스케어를 선도하며 100년 병원을 꿈꾸는 강북삼성병원은 오랜 전통과 함께 우수한 의료진, 첨단 시설로 건강한 대한민국을 위한 미래의학의 선도병원으로 최선을 다하고 있다. 의학 발전을 위한 해외 교류 및 국내 최초 종합건강진단센터를 개설하였으며, 1994년에는 고객만족도 1위 병원으로 선정되었다.

'삼성창원병원'은 우수한 의료인력과 기술을 바탕으로 최고의 진료서비스를 창출하여 국민보건의료향상에 기여를 목적으로 하여 1981년 3월 16일 개원하였다. 삼성의료원 유일의 지역 거점 병원으로 삼성서울병원 및 강북삼성병원과 밀접한 협력체계를 구축하고 있다. 2010년 7월 1일부로 삼성창원병원은 성균관대학교의 부속병원으로서 미래의학발전을 선도하는 병원으로서 진료뿐만이 아닌 지속적인 연구와 교육활동에 최선을 다하고 있다.

삼성병원은 삼성직무적성검사 GSAT(Global Samsung Aptitude Test)를 간호사 채용 절차중 하나로 시행하고 있습니다. 일반 삼성 계열사에서는 언어논리, 수리논리, 추리논리, 시각적사고 등 4가지 영역을 실시하고 있으며, 온라인 삼성병원 GSAT는 수리논리, 추리논리, 직무상식 3개 영역으로 간호업무 특성에 따라 직무상식을 포함하고 있습니다. 기본적인 간호지식을 묻는 직무상식 문제를 통해 삼성병원은 지원자들이 간호사로서 적합한 인재인지를 평가하게 됩니다.

따라서, 본서는 수험생들을 위하여 모의고사 3회와 GSAT 후 면접에 대비할 수 있도록 면접기출 문제를 수록하였습니다. 간호사를 꿈꾸는 모든 수험생들에게 본서가 힘이 되기를 바라며 합격의 그날까지 응원하겠습니다.

Structure

1 병원 소개

미션 및 비전, 핵심가치, 조직도 등 삼성병원의 전반적인 정보를 담았습니다.

2 GSAT 소개

삼성병원 간호사 GSAT에 출제되는 영역과 문제 출제 유형을 확인할 수 있습니다.

3 모의고사 3회

기출 문제 유형을 바탕으로 출제 예상 문제를 영역별로 분류하고 재구성하여 시험에 대비합니다.

4 직무상식 문제 및 해설

기본간호학, 성인간호학, 약물계산 등 한 과목에 치우치지 않고 빠짐없이 수록하였으며, 상세한 해설을 덧붙여 핵심 개념을 파악할 수 있도록 구성하였습니다.

---

01 삼성
◆ 각 병원에

1 GSAT(Global Samsung

① 삼성 계열사가 시행하는 필기시험

② 단편적인 지식보다는 주어진 상황
검사이다.

③ 1995년 하반기 신입 공채채용
선언한 후 삼성직무적성검사

1 강북삼성병원

① 개요
- 환자 중심 진료를 위한 노력
- 사회봉사를 통한 의술 실현
- 친절병원 정착으로 환자만족 실현
- 위암, 대장암 간암 3대 암 수술 1등급 병원
- 첨단 IT선도 병원

② 미션 : 최상의 진료와 끊임없는 연구로 환자의 건강과 행복을 실현하여 신뢰받는 의료기관

③ 비전 : 환자중심의 헬스케어를 선도하는 100년 병원

④ 핵심가치
- **지식탐구(Knowledge)** : 지식에 대한 끊임없는 연구와 체계적인 교육으로 전문성과 기술을 향상시
  의료분야의 최고를 지향합니다.
- **최상의료(Better Quality)** : 진취적인 행동과 의식의 변화를 통해 최상의 의료 서비스를 제공합니다.
- **환자안전(Safety)** : 시설, 환경, 감염, 정보보안 등 각 분야의 기준을 준수하여 안전한 병원 환경을
  합니다.
- (Motivation) : 신뢰와 사람으로 서로를 존중하고 격려하여 구성원 모두가 행복한 병원 문
  갑니다.
- (enge) : 미래를 향한 열정과 끊임없는 도전을 바탕으로 지속적인 혁신을 추구합니다.

4 성인간호학
간비대와 복수는 우심부전의 증상이다.

※ 심부전
- 좌심부전 : 폐울혈이나 호흡기계 조절기전
  인 객담이 다량 배출될 수 있다. 신장의
  나타난다.
- 우심부전 : 말초부종과 신체기관에 정맥
  간비대와 복통이 유발된다.

⑤ 인재상 : 다양한 의견제시와 자신의 개발에 주저없이 몸을 던지는 창의적인 사람을 필요로 한다.
- 다양한 의견제시를 통해 소통의 창을 열 수 있는 사람
- 열정과 꾸준한 실력배양을 통해 창의적으로 일하는 사람
- 최고의 서비스를 위한 고객 최우선 주의

⑥ 간호본부
- 간호전달체계(팀 간호방법) 확립
- 간호위험도 관리 향상 활동(투약, 낙상, 욕창예방 중심으
- 기본간호 서비스 강화 활동

2 삼성서울병원

① 미션 : 우리는 생명존중의 정신으로 최상의 진료, 연구, 교
  기여한다.

② 비전 : 미래의료의 중심 SMC, 최고의 의료기술로 중증 고난도 환
  를 구현하는 병원

③ 전략방향
- 환자중심 : 환자를 최우선으로 하는 환자 중심 병원
- 중증 고난도 : 최고의 치료성적을 내는 중증 고난도 집중 병원
- 첨단 지능 : 미래의료를 선도하는 첨단 지능형 병원
- 메디컬 클러스터 : 新치료법을 구현하는 메디컬 혁신 클러스터
- 케어 네트워크 : 의료사회와 상생하는 케어 네트워크 허브

---

1 면접의 기본 원칙

① 면접의 의미 : 면접이란 다양한 면접
  고 있는지를 확인하는 절차라고 할
  들과 관련하여 자신의 환경, 경험,
  공받는 것이며, 병원의 입장에서는
  집하고 평가하는 것이다.

② 면접의 특징 : 면접은 병원의
  성향을 볼 수 있는 기회

---

5 면접 준비

GSAT 후 면접에 대비할 수 있도록 면접 준비부터 시험장에 들어가기 전까지 필요한 팁을 적어두었습니다.

6 면접 기출문제

2015~2020년 강북삼성병원, 서울삼성병원, 삼성 창원병원에서 출제된 면접질문을 인성·직무·상황별 질문으로 간추려 수록하였습니다.

7 STUDY 플랜

1주일 안에 완성할 수 있는 플래너를 수록하였습니다. 플래너에 진행상황을 기록해보며 시험에 대비할 수 있도록 하였습니다.

8 온라인 대비 답안지

온라인 시험을 대비한 수리영역 해답지를 첨부하였습니다. 해답지 작성을 통한 연습을 할 수 있습니다.

---

01 수리논리
+ 정답 및 해설 158p

1 두 그릇 A와 B에 소금 60kg이 나누어
   반을 다시 A에 옮긴다. 이와 같은 작
   ① 40kg
   ③ 20kg

ontents

SCHEDULE

1주 완성 학습 플래너

GSAT삼성병원과 함께 1주의 시간 동안 시험 준비를 마무리 해보세요!

	날짜	공부진도	공부시간	공부분량
1일차	월 일	FROM : TO :	분	p
2일차	월 일	FROM : TO :	분	p
3일차	월 일	FROM : TO :	분	p
4일차	월 일	FROM : TO :	분	p
5일차	월 일	FROM : TO :	분	p
6일차	월 일	FROM : TO :	분	p
7일차	월 일	FROM : TO :	분	p

\# 간호사
\# 합격
\# 필기·면접
\# 핵심요약

이유림, 간호시험연구소 편저

복잡한 면접 준비,
교재 한권으로 끝내자!

1 COMPACT한 사이즈!
2 핵심 쏙 요점정리
3 빈출 의학용어!
4 약물계산 모의고사
5 기출문제 & 면접질문

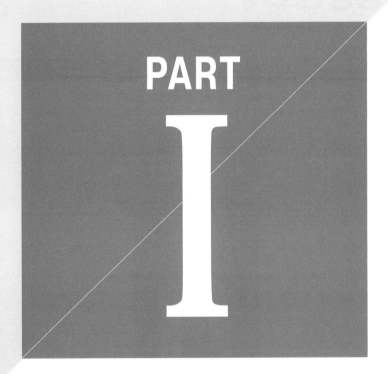

PART
I

병원소개

01 삼성병원소개

✚ 각 병원에 대한 정보를 알아보세요.

1 강북삼성병원

① 개요
- 환자 중심 진료를 위한 노력
- 사회봉사를 통한 의술 실현
- 친절병원 정착으로 환자만족 실현
- 위암, 대장암 간암 3대 암 수술 1등급 병원
- 첨단 IT선도 병원

② 미션 : 최상의 진료와 끊임없는 연구로 환자의 건강과 행복을 실현하여 신뢰받는 의료기관

③ 비전 : 환자중심의 헬스케어를 선도하는 100년 병원

④ 핵심가치
- **지식탐구**(Knowledge) : 지식에 대한 끊임없는 연구와 체계적인 교육으로 전문성과 기술을 향상시켜 의료분야의 최고를 지향합니다.
- **최상의료**(Better Quality) : 진취적인 행동과 의식의 변화를 통해 최상의 의료 서비스를 제공합니다.
- **환자안전**(Safety) : 시설, 환경, 감염, 정보보안 등 각 분야의 기준을 준수하여 안전한 병원 환경을 구축합니다.
- **동기부여**(Motivation) : 신뢰와 사람으로 서로를 존중하고 격려하여 구성원 모두가 행복한 병원 문화를 만들어 갑니다.
- **미래지향**(Challenge) : 미래를 향한 열정과 끊임없는 도전을 바탕으로 지속적인 혁신을 추구합니다.

⑤ 인재상 : 다양한 의견제시와 자신의 개발에 주저없이 몸을 던지는 창의적인 사람을 필요로 한다.

- 다양한 의견제시를 통해 소통의 창을 열 수 있는 사람
- 열정과 꾸준한 실력배양을 통해 창의적으로 일하는 사람
- 최고의 서비스를 위한 고객 최우선 주의

⑥ 간호본부

- 간호전달체계(팀 간호방법) 확립
- 간호위험도 관리 향상 활동(투약, 낙상, 욕창예방 중심으로)
- 기본간호 서비스 강화 활동

2 삼성서울병원

① 미션 : 우리는 생명존중의 정신으로 최상의 진료, 연구, 교육을 실현하여 인류의 건강하고 행복한 삶에 기여한다.

② 비전 : 미래의료의 중심 SMC, 최고의 의료기술로 중증 고난도 환자를 맞춤 치료하여 최고의 치료 성과를 구현하는 병원

③ 전략방향

- **환자중심** : 환자를 최우선으로 하는 환자 중심 병원
- **중증 고난도** : 최고의 치료성적을 내는 중증 고난도 집중 병원
- **첨단 지능** : 미래의료를 선도하는 첨단 지능형 병원
- **메디컬 클러스터** : 新치료법을 구현하는 메디컬 혁신 클러스터
- **케어 네트워크** : 의료사회와 상생하는 케어 네트워크 허브

④ 우리의 약속

- Care Giver, 우리의 행복이 곧 환자의 행복입니다.
- 서로를 인정하고 먼저 존중하겠습니다.
- 최고의 실력으로 SMC의 자부심이 되겠습니다.
- 함께 일할 때 더 빛나는 우리가 되겠습니다.
- 먼저 듣고 마음을 담아 설명하겠습니다.
- 공감하는 마음이 환자 이해의 시작입니다.
- 우리의 혁신이 SMC의 미래입니다.

⑤ 인재상 : 신뢰, 정직, 행복, 공감배려, 상호협력, 혁신추구, 최고지향

⑥ 간호본부

- 조직도

- 미션 : 우리는 인간 존엄성을 바탕으로 최상의 간호를 제공하여 인류의 건강하고 행복한 삶에 기여한다.
- 비전 : 최상의 간호경험을 통한 환자행복

• 간호실무모델(Professional Practice Model) : 삼성서울병원 간호의 철학, 가치, 문화를 반영한 간호
  실무모델을 국내 최초 개발 및 적용

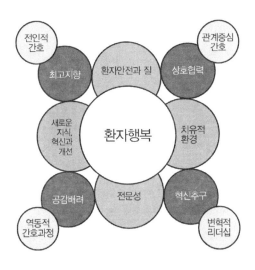

• 핵심가치 : 공감배려(Compassion), 상호협력(Collaboraion), 혁신추구(Innovation), 최고지향(Excellence)

• 전략방향과 전략과제

전략방향	전략과제
환자 안전과 질 (Quality & Patient safety)	국제 수준의 질 지표 달성, 임상추론을 통하나 간호과정 적용, 숙련된 의사소통 활용, 인력배치의 최적화
치유적 환경 (Healing Environment)	환자와 가족중심 간호 실현, 간호사의 자긍심과 행복 향상, 긍정적 환자경험 발굴과 확산
전문성 (Professional Advancement)	역량기반 경력개발체계 수립, 전문간호영역 확대, 학습조직문화 구현, 산학협력 강화
새로운 지식, 혁신과 개선 (New Knowledge, Innovation & Improvement)	연구를 통한 근거창출, 우수한 근거 적용과 확산, 연구와 EBP 성장 기반 구축, 지속적인 질 향상 활동

3 **삼성창원병원**

① **미션** : 우리는 생명존중의 정신으로 최상의 진료, 교육, 연구를 실천하여 인류건강, 인재육성, 의학발전에 기여한다.

② **비전** : 동남권역 선도병원

③ **핵심가치**

- 최적의 선진 의료시스템 구축(Clinical Excellence)
- 환자 중심의 감동 서비스 제공(Service)
- 직원 만족을 통한 자부심 함양(Satisfaction)
- 미래의료를 개척하는 지속적 혁신(Innovation)

④ **간호본부**

- 조직도

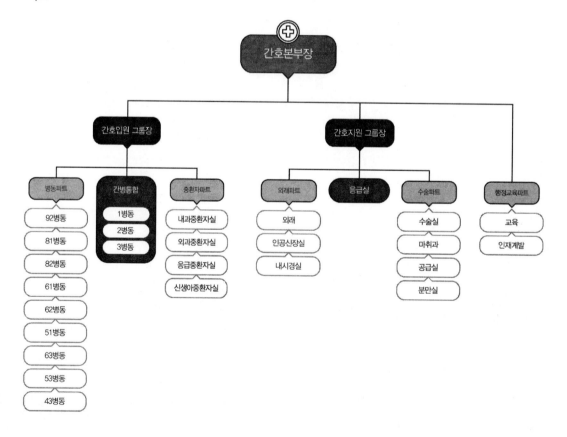

• 미션 : 인간존중의 정신으로 최상의 간호를 제공하여 인류의 건강과 행복한 삶에 기여한다.

• 비전 : 행복한 간호본부, 선도하는 간호본부

• 핵심가치

최적의 간호시스템 구축 Clinical Excellence

환자안전 중심의 감동 서비스 제공 Service

행복한 간호 문화를 통한 직원만족 Satisfaction

미래 간호를 개척하는 지속적 혁신 Innovation

• 7대 추진전략

행복한 간호 문화 만들기

직원 몰입 조직문화 구현

긍정적 고객경험 제공과 신뢰받는 병원 문화 구현

지역거점병원 위치 공고화

간호연구 및 근거기반간호 활성화

간호 업무 표준화 및 전문성 함양

의료기관 평가 내실화

삼성직무적성검사(GSAT)

+ GSAT의 정의, 특징 및 구성, 출제유형을 알아보세요.

1 GSAT(Global Samsung Aptitude Test)

① 삼성 계열사가 시행하는 필기시험으로 2015년 5월부터 영문 명칭이 SSAT에서 GSAT로 변경되었다.

② 단편적인 지식보다는 주어진 상황을 유연하게 대처하고 해결할 수 있는 종합적인 능력을 평가하는 검사이다.

③ 1995년 하반기 신입 공채채용부터 학력제한을 폐지하고, 필기시험을 골자로 한 열린 채용 방식을 선언한 후 삼성직무적성검사라는 새로운 채용제도를 도입하였다.

④ 그 후 SSAT로 유지해 오다가 2015년 5월부터 영문 명칭이 GSAT로 변경되었으나 검사의 구성과 방식은 크게 달라지지 않았다.

⑤ 5지선다형 문제로 출제가 되며 2018년 상반기부터 기존의 언어논리, 수리논리, 추리, 시각적 사고, 상식의 5개 영역에서 상식을 제외한 4개 영역으로 변경되었다.

⑥ 삼성병원 대비 온라인 GSAT는 수리논리, 추리, 직무상식 3개의 영역으로 시험을 본다.

2 특징 및 구성

① **수리논리** : 자료해석 문제의 출제 비중이 높다. 제시된 도표, 그래프, 통계자료 등을 보고 주어진 문제에 답하는 유형으로, 수치를 계산하여 푸는 문제가 많다. 일차방정식을 기본으로 한 응용수리 문제도 출제된다.

② **추리** : 명제 문제와 논리 퀴즈형 문제, 도식추리, 도형추리 문제가 출제된다.

③ **직무상식** : 간호사 채용을 위한 직무상식 영역입니다. 기본간호학, 성인간호학 등의 간호 관련 직무상식 문제들이 출제된다.

3 출제유형

영역	문제유형	상세유형	문항수	시간
수리 논리	응용계산	확률, 길이, 시간, 비용, 부피 등 다항식 및 연립방정식	20문	30분
	자료해석	주어진 표, 그래프, 차트 등을 분석하여 자료를 분석 또는 원하는 답을 계산하는 유형		
추리	어휘추리	2개 혹은 3개의 어휘 간의 관계 추리	30문	30분
	논리추리	주어진 글을 읽고 추론할 수 있는 내용 찾기		
	도식추리	주어진 문자 또는 숫자의 변화규칙 찾기		
	명제	주어진 전제조건을 통해 결론을 도출하거나, 결론을 통해 조건 도출		
	언어추리	사람이나 사물을 제시된 조건에 의해 배치·배정하거나 주어진 정보를 사용하여 정답 도출		
	도형추리	주어진 도형의 변화과정을 파악하거나 지시문을 통해 변화규칙 찾기		
직무 상식	약물계산	약물 속도, 용량 단위 환산, 농도계산	25문	30분
	기본간호학	간호행위의 기본이 되는 문제		
	성인간호학	질병관리 및 예방 간호 문제		
	그 외	여성, 아동, 정신 간호학과 간호관리학 문제		

※ 2020년 상반기 기준으로 문항수 및 시간은 변동될 수 있습니다.

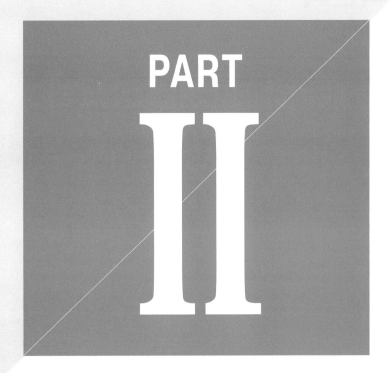

PART

II

제1회 실전모의고사

1 두 그릇 A와 B에 소금 60kg이 나누어 담겨있다. 먼저 A의 소금의 반을 B로 옮기고 난 후 B의 소금의 반을 다시 A에 옮긴다. 이와 같은 작업을 무한히 반복했을 때 A에 들어있는 소금의 양은?

① 40kg

② 30kg

③ 20kg

④ 10kg

⑤ 5kg

2 10%의 식염수 300g에서 물을 증발시켜 30%의 식염수가 되었다. 증발한 물의 양은?

① 200

② 210

③ 220

④ 230

⑤ 240

3 순수한 물 100g에 36%의 설탕물 50g과 20%의 설탕물 50g을 모두 섞으면, 몇 %의 설탕물이 되는가?

① 10 ② 12

③ 14 ④ 16

⑤ 18

4 어떤 가게에서 연필 한 자루는 800원, 볼펜 한 자루는 1,000원에 판매한다. 철수는 이 가게에서 연필과 볼펜을 구매하고, 36,000원을 지불하였다. 다음 중 구입한 물건 개수의 총합으로 불가능한 것은?

① 40 ② 41

③ 43 ④ 45

⑤ 46

5 어떤 물건을 100개 구입하여, 사온 가격에 60%를 더한 가격 x로 40개를 팔았다. x에서 y%를 할인하여 나머지 60개를 팔았더니 본전이 되었다면 y는 얼마인가?

① 60 ② 62.5

③ 65 ④ 67.5

⑤ 70

6 넓이 2,400m²의 논에서 이앙기 A와 이앙기 B를 각각 1시간 씩 사용하여 2시간 만에 모내기를 모두 마쳤다. 이앙기 A를 사용할 때의 모내기 속도가 이앙기 B를 사용하는 경우보다 2배 빠르다면 이앙기 B만 사용할 경우에는 몇 시간이 걸리겠는가?

① 3

② 4

③ 5

④ 6

⑤ 7

7 수영장에 물을 가득 채울 때 수도관 A로는 6시간, B로는 4시간, C로는 3시간이 걸린다. A, B, C 세 수도관을 모두 사용하여 수영장에 물을 가득 채우는 데 걸리는 시간은?

① 1시간 10분

② 1시간 20분

③ 1시간 30분

④ 1시간 40분

⑤ 1시간 50분

8 어떤 일을 끝마치는 데 A는 10일, B는 15일이 걸린다. 처음에 두 명이 같이 일을 하다가, 중간에 B가 그만 두고 나머지 일을 A가 혼자 5일 동안에 마쳤다. 두 명이 같이 일한 날은 며칠인가?

① 3일 ② 4일

③ 5일 ④ 6일

⑤ 7일

9 문자판에 1~12시까지만 쓰여있는 시계의 알람은 정각 1시에 한 번, 정각 2시에 두 번, 정각 3시에 3번, …, 정각 12시에 12번 울린다. 오후 5시 30분부터 시작해서 시계의 알람이 모두 합해서 170번째 울리는 시각은 언제인가?

① 오후 5시 ② 오후 6시

③ 오후 7시 ④ 오후 8시

⑤ 오후 9시

▌10~11 ▌ 다음은 성별 독서 실태와 평균 독서량을 조사한 자료이다. 각 물음에 답하여라.

응답자의 연간 성별 독서 실태

(단위 : %)

구분	전체	성별	
		남성	여성
0권	23.3	23.2	23.4
1~2권	9.3	9.5	9.1
3~5권	19.6	19.6	19.6
6~10권	18.7	19.4	18.0
11~15권	8.9	8.3	9.5
16권 이상	20.2	20.0	20.4
계	100.0	100.0	100.0

응답자의 성별 구성 및 평균 독서량

(단위 : 명, 권)

구분	남성	여성
응답자 수	500	500
평균 독서량	8.0	10.0

※ 1) 평균 독서량은 도서를 1권도 읽지 않은 사람까지 포함한 1인당 연간 독서량을 의미함.
　 2) 독서자는 1년 동안 도서를 1권 이상 읽은 사람임.

10 도서를 연간 1권도 읽지 않은 사람을 제외한 남성 독서자의 연간 독서량은? (단, 결과는 소수점 첫째자리에서 반올림 한다)

① 8권　　　　　　　　② 9권

③ 10권　　　　　　　 ④ 11권

⑤ 12권

11 도서를 연간 1권도 읽지 않은 사람을 제외한 여성 독서자의 연간 독서량은? (단, 결과는 소수점 첫째자리에서 반올림 한다)

① 10권   ② 11권

③ 12권   ④ 13권

⑤ 14권

12 다음 설명 중 가장 옳은 것은? (단, 불량률은 소수 둘째자리에서 반올림한다)

(단위 : 권)

구분	A출판사		B출판사		C출판사	
	양품	불량품	양품	불량품	양품	불량품
국어교재	270	30	200	10	54	3
수학교재	225	15	216	12	715	55
영어교재	300	25	600	40	850	50

※ 불량률 $= \dfrac{\text{불량품}}{\text{양품} + \text{불량품}} \times 100$

① 모든 교재에서 불량률이 A출판사가 가장 높다.

② 국어교재의 불량률은 A출판사가 타 출판사들의 2배 이상이다.

③ 국어교재의 불량률은 B출판사가 가장 낮다.

④ 영어교재의 불량률은 B출판사가 가장 낮다.

⑤ 모든 교재에서 불량률이 B출판사가 가장 낮다.

다음 자료에 대한 올바른 설명을 〈보기〉에서 모두 고른 것은?

〈'갑'시의 도시철도 노선별 연간 범죄 발생건수〉

(단위 : 건)

연도＼노선	1호선	2호선	3호선	4호선	합
2019년	224	271	82	39	616
2020년	252	318	38	61	669

〈'갑'시의 도시철도 노선별 연간 아동 상대 범죄 발생건수〉

(단위 : 건)

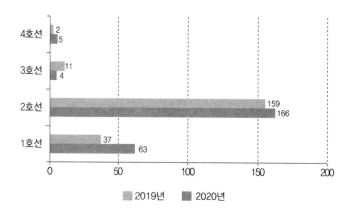

■ 2019년 ■ 2020년

* 노선별 범죄율 = 노선별 해당 범죄 발생건수 ÷ 전체 노선 해당 범죄 발생건수 × 100
* 언급되지 않은 '갑'시의 다른 노선은 고려하지 않으며, 범죄 발생건수는 아동 상대 범죄 발생건수와 비아동 상대 범죄 발생건수로만 구성됨.

〈보기〉

㉠ 2020년 비아동 상대 범죄 발생건수는 4개 노선 모두 전년보다 증가하였다.
㉡ 2020년의 전년 대비 아동 상대 범죄 발생건수의 증가폭은 비아동 상대 범죄 발생건수의 증가폭보다 더 크다.
㉢ 2020년의 노선별 전체 범죄율이 10% 이하인 노선은 1개이다.
㉣ 두 해 모두 전체 범죄율이 가장 높은 노선은 2호선이다.

① ㉡㉢
② ㉡㉣
③ ㉠㉢
④ ㉠㉡
⑤ ㉠㉣

14 다음은 전년 동분기 대비 시·도별 서비스업 생산 및 소매 판매 증감률을 비교한 그래프이다. 다음 그래프에 대한 올바른 설명을 〈보기〉에서 모두 고른 것은?

(단위 : %)

〈보기〉
㉠ 서비스업 생산의 20년 2분기 증감률이 2%를 넘는 지역은 모두 2곳이다.
㉡ 20년 2분기 증감률과 20년 3분기 증감률의 차이가 서비스업 생산과 소매 판매에서 모두 가장 큰 곳은 제주이다.
㉢ 20년 2분기 소매 판매의 증감률이 5%를 넘는 지역은 제주가 유일하다.
㉣ 경남, 제주, 서울, 부산은 20년 2분기에 비해 20년 3분기에 서비스업 생산과 소매 판매에서 모두 증감률이 더 낮아진 지역이다.

① ㉠㉢

② ㉡㉣

③ ㉢㉣

④ ㉡㉢

⑤ ㉠㉡

15 다음 〈표〉와 〈보고서〉는 2018~2019년 '갑'국의 철도사고 및 운행장애 발생 현황과 원인분석에 관한 자료이다. 이를 근거로 아래의 ㉠~㉢에 알맞은 수를 바르게 나열한 것은?

〈표 1〉 철도사고 및 운행장애 발생 현황

(단위 : 건)

구분		연도	2018	2019	전년대비증감
철도사고	철도교통사고	열차사고	0	0	0
		철도교통사상사고	㉠	( )	+4
	철도안전사고	철도화재사고	0	0	0
		철도안전사상사고	㉡	( )	−1
		철도시설파손사고	0	0	0
운행장애	위험사건		0	0	0
	지연운행		5	3	−2
	기타		0	0	0

〈표 2〉 철도안전사상사고 피해자 유형별 사고 건수 및 피해 정도별 피해자 수

(단위 : 건, 명)

연도 \ 구분	피해자 유형별 사고 건수			피해정도별 피해자 수		
	승객	비승객 일반인	직원	사망	중상	경상
2018	( )	( )	( )	1	4	4
2019	( )	( )	8	1	㉢	4

〈표 3〉 사고원인별 운행장애 발생 현황

(단위 : 건)

연도 \ 사고원인	차량탈선	규정위반	급전장애	신호장애	차량고장	기타
2018	( )	( )	( )	㉣	2	( )
2019	1	( )	( )	( )	( )	㉤
전년대비 증감	+1	−1	−1	−1	−2	+2

〈보고서〉

- 2019년 철도교통사상사고는 전년대비 4건이 증가하였으며, 이 중 '투신자살'이 27건으로 전체 철도교통사상사고 건수의 90%를 차지한다.
- 2019년 철도안전사상사고 1건당 피해자 수는 1명으로 전년과 동일하였고, 피해자 유형은 모두 '직원'이다.
- 2019년에는 '규정위반', '급전장애', '신호장애', '차량고장'을 제외한 원인으로 모두 3건의 운행장애가 발생한다.

	㉠	㉡	㉢	㉣	㉤
①	26	9	2	1	1
②	26	9	3	1	2
③	26	10	2	2	2
④	27	9	2	2	1
⑤	27	10	3	2	2

16 다음은 A, B, C, D 4대의 자동차별 속성과 연료 종류별 가격에 대한 자료이다. 다음 중 옳지 않은 것은?

〈자동차별 속성〉

자동차 ＼ 특성	사용연료	최고시속 (km/h)	연비 (km/l)	연료탱크 (l)	신차구입가격 (만 원)
A	휘발유	200	10	60	2,000
B	LPG	160	8	60	1,800
C	경유	150	12	50	2,500
D	휘발유	180	20	45	3,500

〈연료 종류별 가격〉

연료 종류	리터당 가격(원/l)
휘발유	1,700
LPG	1,000
경유	1,500

※ 1) 자동차의 1년 수행거리는 20,000km임.
  2) 필요경비 = 신차구입가격 + 연료비
  3) 이자율은 0%로 가정하고, 신차구입은 일시불로 함.

① 10년을 운행하면 A자동차의 필요경비가 D자동차의 필요경비보다 적다.

② 연료탱크를 완전히 채웠을 때 추가 주유 없이 가장 긴 거리를 운행할 수 있는 것은 D자동차이다.

③ B자동차로 500km를 운행하기 위해서는 운행중간에 적어도 한 번 주유를 해야 한다.

④ 동일한 거리를 운행하는데 연료비가 가장 많이 드는 차는 A자동차이다.

⑤ 자동차 구입 시점부터 처음 1년 동안의 필요경비가 가장 적은 차량은 B자동차이고 가장 많은 차는 D자동차이다.

17 다음 〈표〉는 2016~2020년 A국의 가구당 월평균 교육비 지출액에 대한 자료이다. 이에 대한 설명으로 옳은 것은?

〈표〉 연도별 가구당 월평균 교육비 지출액

(단위 : 원)

유형	연도	2016	2017	2018	2019	2020
정규 교육비	초등교육비	14,730	13,255	16,256	17,483	17,592
	중등교육비	16,399	20,187	22,809	22,880	22,627
	고등교육비	47,841	52,060	52,003	61,430	66,519
	소계	78,970	85,502	91,068	101,793	106,738
학원 교육비	학생 학원교육비	128,371	137,043	160,344	167,517	166,959
	성인 학원교육비	7,798	9,086	9,750	9,669	9,531
	소계	136,169	146,129	170,094	177,186	176,490
기타 교육비		7,203	9,031	9,960	10,839	13,574
전체 교육비		222,342	240,662	271,122	289,818	296,802

① 2017~2020년 '전체 교육비'의 전년대비 증가율은 매년 상승하였다.

② '전체 교육비'에서 '기타 교육비'가 차지하는 비중이 가장 큰 해는 2019년이다.

③ 2018~2020년 '초등교육비', '중등교육비', '고등교육비'는 각각 매년 증가하였다.

④ '학원교육비'의 전년대비 증가율은 2019년이 2018년보다 작다.

⑤ '고등교육비'는 매년 '정규교육비'의 60% 이상이다.

18 다음 〈그림〉은 국내 7개 권역별 전국 대비 면적, 인구, 산업 생산액 비중 현황을 나타낸 것이다. 이를 토대로 〈보기〉에 제시된 각 항목의 값이 두 번째로 큰 권역을 바르게 나열한 것은?

〈그림〉 권역별 전국 대비 면적, 인구, 산업 생산액 비중 현황

(단위 : %)

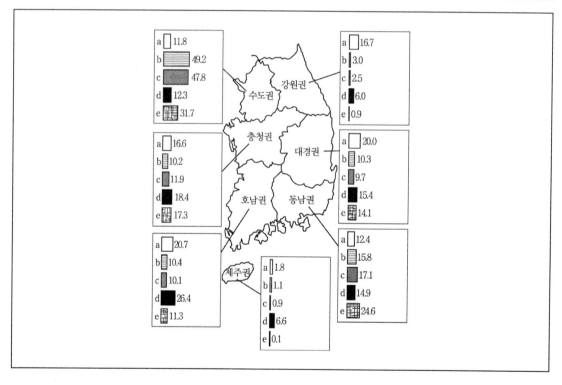

<표>

	〈보기〉
㉠ 면적 대비 총생산액	
㉡ 면적 대비 농·임·어업 생산액	
㉢ 인구 대비 제조업 생산액	

	㉠	㉡	㉢
①	충청권	동남권	동남권
②	충청권	호남권	대경권
③	동남권	동남권	대경권
④	동남권	호남권	대경권
⑤	동남권	호남권	동남권

19 다음 〈표〉는 K국 '갑～무' 공무원의 국외 출장 현황과 출장 국가별 여비 기준을 나타낸 자료이다. 〈표〉와 〈조건〉을 근거로 출장 여비를 지급받을 때, 출장 여비를 가장 많이 지급받는 출장자부터 순서대로 바르게 나열한 것은?

〈표 1〉 K국 '갑～무' 공무원 국외 출장 현황

출장자	출장국가	출장 기간	숙박비 지급 유형	1박 실지출 비용($/박)	출장 시 개인 마일리지 사용 여부
갑	A	3박 4일	실비지급	145	미사용
을	A	3박 4일	정액지급	130	사용
병	B	3박 5일	실비지급	110	사용
정	C	4박 6일	정액지급	75	미사용
무	D	5박 6일	실비지급	75	사용

※ 각 출장자의 출장 기간 중 매박 실지출 비용은 변동 없음.

〈표 2〉 출장 국가별 1인당 여비 지급 기준액

출장국가 \ 구분	1일 숙박비 상한액($/박)	1일 식비($/일)
A	170	72
B	140	60
C	100	45
D	85	35

〈조건〉

- 출장 여비($) = 숙박비 + 식비
- 숙박비는 숙박 실지출 비용을 지급하는 실비지급 유형과 출장국가 숙박비 상한액의 80%를 지급하는 정액지급 유형으로 구분
  - 실비지급 숙박비($) = (1박 실지출 비용) × ('박' 수)
  - 정액지급 숙박비($) = (출장국가 1일 숙박비 상한액) × ('박' 수) × 0.8
- 식비는 출장시 개인 마일리지 사용여부에 따라 출장 중 식비의 20% 추가지급
  - 개인 마일리지 미사용시 지급 식비($) = (출장국가 1일 식비) × ('일' 수)
  - 개인 마일리지 사용시 지급 식비($) = (출장국가 1일 식비) × ('일' 수) × 1.2

① 갑, 을, 병, 정, 무   ② 갑, 을, 병, 무, 정

③ 을, 갑, 정, 병, 무   ④ 을, 갑, 병, 무, 정

⑤ 을, 갑, 무, 병, 정

20 자료에 대한 옳은 분석만을 바르게 짝지은 것은?

〈연령대별 인구 비율(%)의 변화 추이〉

※ 노년 부양비 : (65세 이상 인구 / 15 ~ 64세 인구)×100
※ 유소년 부양비 : (0 ~ 14세 인구 / 15 ~ 64세 인구)×100

〈보기〉
㉠ 노년 부양비가 가장 큰 국가는 1980년과 2015년에 동일하다.
㉡ 2015년에 0 ~ 14세 인구 대비 65세 이상 인구의 비율이 가장 높은 국가는 C국이다.
㉢ 1980년 대비 2015년에 A국과 B국의 유소년 부양비는 감소하였다.
㉣ 1980년 대비 2015년에 A ~ C국 모두 노년 부양비가 증가하였다.

① ㉠㉡
② ㉠㉢
③ ㉡㉢
④ ㉡㉣
⑤ ㉢㉣

02 추리논리

+ 정답 및 해설 164p

1 전제가 다음과 같을 때 결론으로 올바른 것은?

> • 운동을 좋아하는 사람은 등산을 좋아한다.
> • 산을 좋아하는 사람은 등산을 좋아한다.
> • 건강을 중요시하는 사람은 운동을 좋아한다.
> • 결론 : _____

① 산을 좋아하는 사람은 운동을 좋아한다.

② 등산을 하면 건강해진다.

③ 산을 좋아하지 않는 사람은 등산을 좋아한다.

④ 건강을 중요시하지 않는 사람은 산을 좋아한다.

⑤ 건강을 중요시하는 사람은 등산을 좋아한다.

2 다음에 제시된 정보를 종합할 때, 물음에 알맞은 개수는 몇 개인가?

> • 테이블 5개와 의자 10개의 가격은 의자 5개와 서류장 10개의 가격과 같다.
> • 의자 5개와 서류장 15개의 가격은 의자 5개와 테이블 10개의 가격과 같다.
> • 서류장 10개와 의자 10개의 가격은 테이블 몇 개의 가격과 같은가?

① 8개   ② 9개

③ 10개   ④ 11개

⑤ 12개

3 다음 조건을 만족할 때, 영호의 비밀번호에 쓰일 수 없는 숫자는 어느 것인가?

> - 영호는 회사 컴퓨터에 비밀번호를 설정해 두었으며, 비밀번호는 1~9까지의 숫자 중 중복되지 않는 네 개의 숫자이다.
> - 네 자리의 비밀번호는 오름차순으로 정리되어 있으며, 네 자릿수의 합은 20이다.
> - 가장 큰 숫자는 8이며, 짝수가 2개, 홀수가 2개이다.
> - 짝수 2개는 연이은 자릿수에 쓰이지 않았다.

① 2

② 3

③ 4

④ 5

⑤ 6

4 제시된 보기가 모두 참일 때, 다음 중 옳은 것은?

> - 부자는 자동차가 있다.
> - 자동차가 있는 사람은 금반지가 있다.
> - 하선이는 금반지를 가지고 있지 않다.
> - 수정이는 자동차가 없다.

① 하선이는 자동차가 있다.

② 하선이는 부자다.

③ 수정이는 금반지가 있다.

④ 수정이는 부자가 아니다.

⑤ 하선이와 수정이는 부자다.

5 제시된 보기가 모두 참일 때, 다음 중 옳은 것은?

> • 철수의 아버지는 운전을 한다.
> • 운전하는 모든 사람이 난폭하지는 않다.
> • 난폭한 사람은 참을성이 없다.
> • 영수의 아버지는 난폭하다.

① 철수의 아버지는 난폭하지 않다.

② 운전하는 사람은 모두 난폭하다.

③ 영수의 아버지는 참을성이 없다.

④ 영수의 아버지는 난폭하지 않다.

⑤ 철수의 아버지는 참을성이 없다.

6 홍 부장은 이번 출장에 계약 실무를 담당하도록 하기 위해 팀 내 직원 서 과장, 이 대리, 최 사원, 엄 대리, 조 사원 5명 중 2명을 선정하려고 한다. 다음 조건을 만족할 때 홍 부장이 선정하게 될 직원 2명으로 알맞게 짝지어진 것은 어느 것인가?

> • 서 과장이 선정되면 반드시 이 대리도 선정된다.
> • 이 대리가 선정되지 않아야만 엄 대리가 선정된다.
> • 최 사원이 선정되면 서 과장은 반드시 선정된다.
> • 조 사원이 선정되지 않으면 엄 대리도 선정되지 않는다.

① 서 과장, 최 사원

② 엄 대리, 조 사원

③ 서 과장, 조 사원

④ 이 대리, 엄 대리

⑤ 이 대리, 최 사원

▌7~16▐ 다음 각 기호가 문자의 배열을 바꾸는 규칙을 나타낸다고 할 때, 각 문제의 '?'에 들어갈 알맞은 곳을 고르시오.

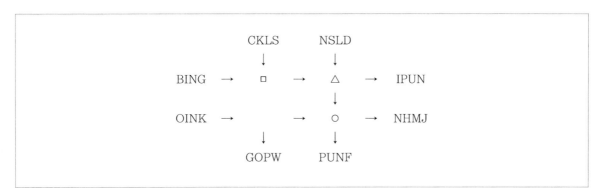

7

$$FOOT \rightarrow \triangle \rightarrow \bigcirc \rightarrow ?$$

① AONI   ② SOOE

③ FHSO   ④ HOOV

⑤ HQQV

8

$$PALJ \rightarrow \square \rightarrow \square \rightarrow ?$$

① BISK   ② AOZN

③ VCLA   ④ XITR

⑤ XOSL

9

MOMO → ○ → □ → ?

① RPPR   ② POOR

③ PRPR   ④ PRRP

⑤ RPRP

10

LONG → △ → ○ → ?

① DOZN   ② NAPQ

③ ISOZ   ④ OPQR

⑤ NQPI

11

BKDJ → ○ → ○ → ?

① ZIBH   ② BIZI

③ ZIIB   ④ IIZB

⑤ BBIZ

12

$$ㄱㅎㅁㄴ → □ → △ → ?$$

① ㅊㅅㄴㅈ   ② ㅇㅅㅌㅈ

③ ㄷㅌㅎㄴ   ④ ㅅㅊㅈㄱ

⑤ ㅁㅅㅈㅁ

13

$$ㄱㅊㅅㄴ → △ → □ → ?$$

① ㅇㄷㅎㅈ   ② ㄹㄴㅁㅋ

③ ㅍㅁㄷㅎ   ④ ㄹㅍㅊㅁ

⑤ ㄴㅇㄹㅈ

14

$$ㅊㅎㄴㅅ → □ → ○ → ?$$

① ㄱㄹㅂㅋ   ② ㅎㅁㅈㅇ

③ ㅅㄹㅂㅎ   ④ ㄹㅈㄷㅁ

⑤ ㅍㄷㅁㅊ

15

$$ㅂㅈㄷㅊ → △ → ○ → ?$$

① ㅈㄷㅂㅊ

② ㅇㅋㅁㅌ

③ ㅂㅈㄷㄴ

④ ㄷㅇㄴㅌ

⑤ ㅁㄴㅇㅈ

16

$$ㄷㄱㅌㅇ → ○ → ○ → ?$$

① ㄱㅍㅊㅂ

② ㅈㄱㅊㅁ

③ ㄷㅈㅂㅇ

④ ㅍㄷㄴㅋ

⑤ ㄴㄷㅈㄴ

17 다음 글을 근거로 판단할 때, 도형의 모양으로 옳게 짝지어진 것은? (단, E는 사각형이 될 수 없다)

5명의 학생은 5개의 도형 A～E의 모양을 맞히는 게임을 하고 있다. 5개의 도형은 모두 서로 다른 모양을 가지며 각각 삼각형, 사각형, 오각형, 육각형, 원 중 하나의 모양으로 이루어진다. 학생들에게 아주 짧은 시간 동안 5개의 도형을 보여준 후 도형의 모양을 2개씩 진술하게 하였다. 학생들이 진술한 도형의 모양은 다음과 같고, 모두 하나씩만 정확하게 맞혔다.

- 갑 : C=삼각형, D=사각형
- 을 : B=오각형, E=사각형
- 병 : C=원, D=오각형
- 정 : A=육각형, E=사각형
- 무 : A=육각형, B=삼각형

---

① A=육각형, D=사각형

② B=오각형, C=삼각형

③ A=삼각형, E=사각형

④ C=오각형, D=원

⑤ D=오각형, E=육각형

18 다음 글을 근거로 유추할 경우 옳은 내용만을 바르게 짝지은 것은?

- 9명의 참가자는 1번부터 9번까지의 번호 중 하나를 부여 받고, 동시에 제비를 뽑아 3명은 범인, 6명은 시민이 된다.
- '1번의 오른쪽은 2번, 2번의 오른쪽은 3번, …, 8번의 오른쪽은 9번, 9번의 오른쪽은 1번'과 같이 번호 순서대로 동그랗게 앉는다.
- 참가자는 본인과 바로 양 옆에 앉은 사람이 범인인지 시민인지 알 수 있다.
- "옆에 범인이 있다"라는 말은 바로 양 옆에 앉은 2명 중 1명 혹은 2명이 범인이라는 뜻이다.
- "옆에 범인이 없다"라는 말은 바로 양 옆에 앉은 2명 모두 범인이 아니라는 뜻이다.
- 범인은 거짓말만 하고, 시민은 참말만 한다.

〈보기〉

㉠ 1, 4, 6, 7, 8번의 진술이 "옆에 범인이 있다"이고, 2, 3, 5, 9번의 진술이 "옆에 범인이 없다"일 때, 8번이 시민임을 알면 범인들을 모두 찾아낼 수 있다.

㉡ 만약 모두가 "옆에 범인이 있다"라고 진술한 경우, 범인이 부여받은 번호의 조합은 (1, 4, 7) / (2, 5, 8) / (3, 6, 9) 3가지이다.

㉢ 한 명만이 "옆에 범인이 없다"라고 진술한 경우는 없다.

---

① ㉡

② ㉢

③ ㉠㉡

④ ㉠㉢

⑤ ㉠㉡㉢

┃19~20┃ 다음의 말이 전부 참일 때 항상 참인 것을 고르시오.

19

> • 학교에 일찍 등교하는 학생은 부지런하다.
> • 부지런한 사람은 자기 시간이 많다.
> • 학교에 일찍 등교하는 학생은 찬미와 경철이다.

① 학교에 늦게 등교하는 사람은 게으르다.

② 부지런해야만 학교에 등교할 수 있다.

③ 학교에 일찍 등교하는 사람만이 부지런한 사람이다.

④ 찬미는 자기 시간이 많다.

⑤ 학교에 일찍 등교하는 학생은 특혜를 받는다.

20

> • A는 D보다 달리기 속도가 빠르다.
> • A, B는 C의 달리기 속도보다 빠르다.
> • D는 C보다 달리기 속도가 느리다.

① A, B의 달리기 속도는 같다.

② D가 C보다 달리기 속도가 빠르다.

③ B가 A보다 달리기 속도가 빠르다.

④ D는 달리기 속도가 가장 빠르다.

⑤ A와 C는 D보다 달리기 속도가 빠르다.

21~22 제시된 단어와 같은 관계가 되도록 (   ) 안에 적절한 단어를 고르시오.

21

> 인터넷 : 정보 = 국어사전 : (   )

① 시간   ② 길

③ 단어   ④ 음식

⑤ 날짜

22

> 반죽 : 밀가루 = 타이어 : (   )

① 고무   ② 얼음

③ 보석   ④ 유리

⑤ 수증기

23~24 주어진 결론을 반드시 참으로 하는 전제를 고르시오.

23

> 전제1 : 원숭이는 익은 바나나만을 좋아한다.
> 전제2 : _____
> 결론 : 원숭이는 작은 바나나를 좋아하지 않는다.

① 작은 바나나는 익지 않았다.

② 큰 바나나는 맛있다.

③ 작지 않은 바나나는 익지 않았다.

④ 어떤 원숭이는 작은 바나나를 좋아한다.

⑤ 어떤 원숭이는 바나나를 먹지 않는다.

24

전제1 : 베테랑 선수는 골을 많이 넣은 선수이다.
전제2 : _____
결론 : 베테랑 선수는 팀에 공헌도가 높다.

① 신인 선수는 팀에 공헌도가 높지 않다.

② 팀에 공헌도가 높지 않은 선수는 골을 많이 넣지 못한 선수이다.

③ 골을 많이 넣은 선수가 신인 선수일 수도 있다.

④ 골을 많이 넣은 선수는 팀에 공헌도가 높지 않다.

⑤ 팀에 공헌도가 높은 선수는 신인 선수이다.

25 다음의 진술을 참고할 때, 1층~5층 중 각기 다른 층에 살고 있는 사람들의 거주 위치에 관한 설명이 참인 것은?

- 을은 갑과 연이은 층에 거주하지 않는다.
- 병은 무와 연이은 층에 거주하지 않는다.
- 정은 무와 연이은 층에 거주하지 않는다.
- 정은 1층에 위치하며 병은 2층에 위치하지 않는다.

① 갑은 5층에 거주한다.

② 을은 5층에 거주한다.

③ 병은 4층에 거주한다.

④ 무는 4층에 거주한다.

⑤ 무가 3층에 거주한다면 병은 5층에 거주한다.

| 26~30 | 다음 제시된 도식 기호들(☺, ●, ◉, ☼)은 일정한 규칙에 따라 문자들을 변화시킨다. 각 물음에 따라 (   ) 안에 들어갈 것을 고르시오.

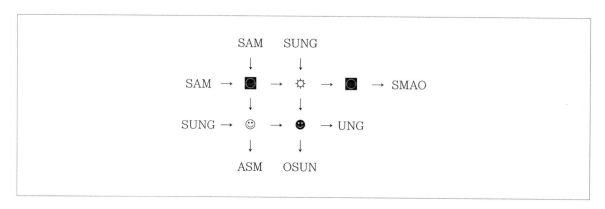

26

KIMM → ☺ → ☺ → (   )

① IMMK   ② MMKI

③ MMIK   ④ KMMI

⑤ IMKM

27

JLPOKKI → ◉ → ● → (   )

① ILPOKKJ   ② POKKJI

③ JLPOKKI   ④ ILPOKK

⑤ KKOPLI

28

BOURGEOIS → ☼ → ◉ → ☺ → ( )

① BOURGEOIOS

② SBOURGEOIO

③ OBOURGEOIS

④ RGEOIOSBOU

⑤ SIOEGRUOBO

29

YOUI → ☻ → ( ) → UOY

① ☺

② ☻

③ ◉

④ ☼

⑤ ☀

30

PPONGGJ → ☼ → ◉ → ☺ → ( )

① JPPONGG

② PPONGGOJ

③ PPONGG

④ OPPONGGJ

⑤ JOGGNOPP

1 내시경역행췌담관조영술(ERCP)에 대한 설명으로 올바른 것은?

① 내시경을 십이지장까지 삽입해 십이지장 유두에 조영제를 주입하여 담도 협착과 폐쇄를 확인하는 것이다.

② 담낭절제술 후, 7 ~ 10일경 총담관의 결석이나 협착 유무, 관의 연결과 개구상태, 잔류 담석 등을 조사하기 위해 시행하는 것이다.

③ 담관에 직접 조영제를 주사하고 X-선으로 투시하여 담도 협착이나 폐색 양상을 보는 것이다.

④ 조영제를 정맥에 지속해서 주입하는 것으로, 음영결손 시 담낭 암을 의심할 수 있는 검사이다.

⑤ 경구로 조영제를 투여한 후, X-선 촬영을 하여 담석을 음영결손으로 확인하는 것이다.

2 임신기간 중 감염 시 선천성 기형아 출산 등의 위험으로 가임기 여성이 예방접종하는 것으로 옳은 것은?

① 홍역

② 풍진

③ 유행성 이하선염

④ 파상풍

⑤ 수두

3 0.9% N/S 1L를 10시간 동안 주입해야 할 때 주입속도를 구하시오.

① 32

② 33

③ 34

④ 35

⑤ 36

4 좌심부전 환자에서 나타나는 증상으로 옳지 않은 것은?

① 거품이 많고 피가 섞인 객담이 배출된다.

② 간비대와 복수가 나타난다.

③ 청진 시 수포음이 들린다.

④ 소변량이 감소하고 혈압이 저하된다.

⑤ 폐울혈과 폐부종이 동반된다.

5 요산 환자에게 적합하지 않은 음식은?

① 고단백 식이

② 저퓨린 식이

③ 저옥살산염 식이

④ 감귤류 과일주스

⑤ 저염 식이

6 불면장애의 중재 방법으로 옳지 않은 것은?

① 규칙적인 기상 시간을 지킨다.

② 불규칙한 낮잠을 피한다.

③ 수면과 관계없는 자극을 침실에서 제거한다.

④ 원하는 수면시간에 도달할 때까지 취침 시간을 지연시킨다.

⑤ 주간에 적당한 운동량을 유지한다.

7 다음 중 요추 천자에 대한 설명으로 옳지 않은 것은?

① 요추 천자는 L3 – L4 또는 L4 – L5 사이에 시행한다.

② 정상적인 뇌척수압은 $60 \sim 180mmH_2O(5 \sim 15mmHg)$이다.

③ 정상적인 뇌척수액은 무색, 투명하다.

④ 뇌종양이 의심될 때 요추 천자를 시행한다.

⑤ 요추 천자 직후엔 반듯한 자세로 누워 있어야 한다.

8 다음 중 쇼크(Shock)에 관한 설명으로 옳지 않은 것은?

① 저혈량성 쇼크의 원인으로는 화상, 출혈, 탈수 등이 있다.

② 심인성 쇼크의 증상으로는 빈맥, 저혈압, 맥압 저하 등이 있다.

③ 패혈성 쇼크는 혈액 내 세균 감염으로 전신의 혈관이 확장되어 발생한다.

④ 신경성 쇼크는 부교감신경계 손상으로 발생한다.

⑤ 아나필라틱 쇼크의 치료로는 항히스타민, 에피네프린, 기관지 확장제 투여 등이 있다.

9 폐포의 과다환기에 대한 증상으로 옳은 것은?

㉠ 빈맥	㉡ 어지러움	㉢ 가벼운 두통
㉣ 사지저림	㉤ 집중력 감퇴	㉥ 심장마비

① ㉠㉡㉢㉣ ② ㉠㉡㉣㉤

③ ㉠㉢㉣㉤ ④ ㉡㉢㉣㉥

⑤ ㉡㉣㉤㉥

10 백내장 수술을 시행한 환자의 간호로 옳은 것은?

① 침상 머리는 올리지 않도록 한다.

② 수술한 쪽으로 돌아눕도록 한다.

③ 필요시 배변 완화제를 투여한다.

④ 흡인 예방을 위해 부드러운 음식보단 단단한 음식 위주로 식사하도록 한다.

⑤ 가장 먼저 간호해야 할 것은 통증이다.

11 체위의 종류 중 변형 트렌델렌버그 체위(Trendelenburg's position)에 대한 설명으로 옳은 것은?

① 똑바로 누워서 고관절과 무릎을 90도로 구부리고 양 다리를 벌려 다리 지지대에 올려 놓은 자세로 여성의 회음부 사정, 분만 시에 이용되는 체위이다.

② 바로 누운 자세에서 머리와 몸통은 수평을 유지하고 다리만 45도 높인 자세로 말초혈관 문제가 있는 환자의 정맥귀환을 돕는 자세이다.

③ 침상에서 머리를 45 ∼ 60도 정도 상승시켜 호흡곤란을 완화할 수 있는 자세이다.

④ 엎드린 자세에서 팔을 머리 위로 올리고 머리와 다리를 낮추고 둔부를 높인 자세로 항문수술 시 이용되는 자세이다.

⑤ 바로 누운 자세에서 머리부위가 올라가고 하지가 내려가는 체위로, 상복부와 얼굴, 갑상선 수술 시 이용되는 자세이다.

12 고관절 전치환술 후 가장 흔한 합병증으로 옳은 것은?

① 림프부종   ② 정맥류

③ 정맥혈전색전증   ④ 골다공증

⑤ 패혈증

13 약물 투약 전 사정해야하는 항목과 일치하지 않는 것은?

① Warfarin − Prothrombin time(PT)

② Heparin − aPTT

③ Digoxin − 맥박

④ Propranolol − 맥박

⑤ Morphine − 맥박

14 기능적 간호에 대한 설명으로 옳은 것은?

<보기>
㉠ 가장 경제적인 간호제공 수단이다.
㉡ 팀원에게 자율성을 주어 직무에 대해 만족하도록 한다.
㉢ 환자에게 직접적인 전인간호를 시행한다.
㉣ 책임감에 대한 혼동 없이, 업무 처리가 신속하다.

① ㉠㉡   ② ㉠㉢
③ ㉡㉣   ④ ㉠㉣
⑤ ㉠㉡㉢

15 0.9% N/S 1L를 24시간 동안 모두 주입하려 할 때 1방울 점적 시 소요시간은? (단, 소수점 둘째 자리에서 반올림한다)

① 4.3   ② 4.4
③ 4.5   ④ 4.6
⑤ 4.7

16 (　　)는 체온조절중추로, 심부체온을 정상적으로 36.0 ～ 37.5도의 범위로 유지하며 열 생산과 열소실의 균형을 유지하는 것으로 괄호 안에 들어갈 말로 옳은 것은?

① 뇌하수체　　　　　　　　　　　② 시상

③ 시상하부　　　　　　　　　　　④ 소뇌

⑤ 대뇌

17 대사성 산증 환자의 동맥혈가스분석 결과로 옳은 것은?

① $PaCO_2$ 증가, pH 감소　　　　② $PaCO_2$ 감소, pH 증가

③ HCO_3^- 감소, pH 감소　　　　④ $PaCO_2^-$ 정상, pH 증가

⑤ HCO_3^- 증가, pH 증가

18 5% DW 100mL에 dopaime 400mg을 mix하여 4cc/hr로 infusion pump를 설정하면 분당 몇 mcg이 주입되는가?(단, 환자의 체중 = 50kg)

① 4.8　　　　　　　　　　　② 4.9

③ 5.1　　　　　　　　　　　④ 5.2

⑤ 5.3

19 다음 중 기관지 확장증에 대한 설명으로 옳지 않은 것은?

① 기관지벽의 탄력 섬유와 근육이 파괴되어 나타나는 질환이다.

② 많은 양의 화농성 객담이 관찰된다.

③ 기도 청결을 유지하는 것이 중요하다.

④ 가역적인 기도 폐쇄를 특징으로 한다.

⑤ 감염에 대한 예방이 필요하다.

20 우심부전 환자에서 나타나는 증상으로 옳은 것은?

① 폐울혈과 폐부종이 동반된다.

② 소변량이 감소하고 혈압이 저하된다.

③ 청진 시 수포음이 들린다.

④ 간비대와 복수가 나타난다.

⑤ 거품이 많고 피가 섞인 객담이 배출된다.

21 간호관리 체계모형 중 투입과정에 해당하는 내용으로 옳은 것은?

① 간호의 질　　　　　　　② 건물설계

③ 갈등관리　　　　　　　④ 조직구조

⑤ 시간 관리

22 0.9% N/S 100mL를 infusion pump로 30분 동안 주입하려면 시간당 몇 cc를 주어야 하는가?

① 50

② 100

③ 150

④ 200

⑤ 250

23 적은 수의 간호직원으로 간호 업무를 기능적으로 분담시킴으로써 반복된 업무를 통한 효율성과 비용절감을 하는 기능적 간호방법의 직무설계 방법으로 옳은 것은?

① 직무단순화

② 직무순환

③ 직무확대

④ 직무충실화

⑤ 직무분석

24 마약관리에 대한 설명으로 옳지 않은 것은?

① 반드시 마약대장과 함께 이중사건 장치가 된 마약장에 보관한다.

② 마약은 근무조마다 인수인계한다.

③ 환자별 마약 사용의 내역인 마약대장은 3년간 일정한 장소에 보관한다.

④ 마약금고 열쇠는 간호사 간 직접 전달한다.

⑤ 마약의 잔량이 남은 경우 일반 약과 같이 의료폐기물에 폐기한다.

25 Keppra 500mg을 경구투약 시 몇 cc가 투약되는가? (단, drug label = 1,000mg/10mL)

① 1   ② 2

③ 3   ④ 4

⑤ 5

PART

Ⅲ

제2회 실전모의고사

01 수리논리

+ 정답 및 해설 176p

1 어느 해의 10월 1일은 월요일이다. 다음 해의 3월 1일은 무슨 요일인가? (단, 다음 해는 윤년이다)

① 수요일   ② 목요일

③ 금요일   ④ 토요일

⑤ 일요일

2 2명의 손녀를 둔 할아버지의 현재 나이는 손녀들 나이의 합의 5배이다. 10년 후, 할아버지의 나이가 손녀들 나이의 합의 3배가 된다고 할 때 할아버지의 현재 나이는?

① 98   ② 100

③ 105   ④ 110

⑤ 125

3 자연수 중 연속한 두 짝수를 곱했더니 24가 되었다. 두 수를 더한 값은?

① 6 ② 10

③ 12 ④ 16

⑤ 18

4 주머니에 2, 3, 4, 5, 6을 각각 한 번씩만 사용하여 만들 수 있는 모든 경우의 다섯 자리 숫자가 적힌 공들이 각각 하나씩 들어있다. 임의로 공 하나를 꺼낼 때, 공에 적힌 숫자가 홀수일 확률은?

① $\dfrac{1}{5}$ ② $\dfrac{2}{5}$

③ $\dfrac{1}{3}$ ④ $\dfrac{2}{3}$

⑤ $\dfrac{1}{2}$

5 휴대폰 선호도에 대한 설문조사 결과 100명의 응답자 중, A사 제품 또는 B사 제품을 선택한 사람이 전체의 70%였다. 이 중에서 A사 제품을 선택한 사람이 B사 제품을 선택한 사람보다 10명 더 많았다면, A사 제품을 선택한 사람은 몇 명인가?

① 30

② 36

③ 40

④ 48

⑤ 50

6 투표참여에 대한 설문조사 결과 99명의 응답자 중 투표한 사람은 투표하지 않은 사람보다 25명이 많았으며, 투표한 사람 중 A후보를 찍은 사람이 B후보를 찍은 사람보다 10명 더 많았다. A후보를 찍은 사람의 수는 몇 명인가?

① 30

② 36

③ 42

④ 48

⑤ 54

7 총 길이가 20km인 원형 트랙을 자동차로 4시간 동안 시계 방향으로 돌았다. 처음 2시간 동안 10회, 다음 1시간 동안 6회, 마지막 1시간 동안 4회 돌았다면, 이 4시간 동안의 자동차 평균 속력은 몇 km/h인가?

① 70

② 80

③ 90

④ 100

⑤ 110

8 KTX열차는 A지점에서 B지점까지 시속 200km, B지점에서 C지점까지 시속 100km로 달린다. A지점에서 C지점까지의 거리는 400km이다. 오전 9시에 A지점을 출발한 KTX열차가 2시간 30분 후에 C지점에 도착하였다면, B지점을 지날 때의 시각은?

① 오전 9시 40분

② 오전 10시

③ 오전 10시 20분

④ 오전 10시 30분

⑤ 오전 10시 40분

9 입구부터 출구까지의 총 길이가 840m인 터널을 열차가 초속 50m의 속도로 달려 완전히 통과할 때까지 걸린 시간이 25초라고 할 때, 이보다 긴 1,400m의 터널을 동일한 열차가 같은 속도로 완전히 통과하는 데 걸리는 시간은 얼마인가?

① 33.2초   ② 33.8초

③ 34.5초   ④ 35.4초

⑤ 36.2초

10 지름 4cm인 구를 이등분 했을 때, 두 물체의 겉넓이의 합은?

① 24π ② 32π

③ 40π ④ 256π

⑤ 289π

11 어느 학교에서 학생과 선생님 총 48명이 소풍을 갔다. 점심시간에 학생들은 한 명당 빵을 두 개씩 먹었고, 선생님들은 두 명당 한 개씩 먹었다. 총 48개의 빵을 먹었다면, 소풍에 참여한 학생의 수는?

① 8   ② 16

③ 24   ④ 32

⑤ 42

┃12~13┃ 다음 표는 A, B 두 회사 전체 신입사원의 성별 교육년수 분포에 대한 자료이다. 각 물음에 답하시오.

(단위 : %)

구분		12년(고졸)	14년(초대졸)	16년(대졸)	18년(대학원졸)
A사	남	30	20	40	10
	여	40	20	30	10
B사	남	40	10	30	20
	여	50	30	10	10

〈신입사원 초임결정공식〉

㉠ A사
• 남자 : 초임(만 원) = 1,000만 원 + (180만 원 × 교육년수)
• 여자 : 초임(만 원) = 1,840만 원 + (120만 원 × 교육년수)
㉡ B사
• 남자 : 초임(만 원) = 750만 원 + (220만 원 × 교육년수)
• 여자 : 초임(만 원) = 2,200만 원 + (120만 원 × 교육년수)

12 〈신입사원 초임결정공식〉을 적용했을 때, A사의 교육년수가 14년인 남자 신입사원과 여자 신입사원의 초임 차이는 각각 얼마인가?

① 0원
② 10만 원
③ 30만 원
④ 50만 원
⑤ 100만 원

13 〈신입사원 초임결정공식〉을 적용했을 때, B사의 교육년수가 10년인 남자 신입사원과 여자 신입사원의 초임 차이는 각각 얼마인가?

① 300만 원
② 350만 원
③ 400만 원
④ 450만 원
⑤ 500만 원

14 다음 자료를 참고하여 내린 판단으로 적절한 것은?

〈가구주 연령대별 가구당 순자산 보유액〉

(단위 : 만 원)

구분		전체	30세 미만	30대	40대	50대	60세 이상
평균	2018년	31,572	7,489	21,904	31,246	37,026	33,772
	2019년	34,042	7,509	23,186	34,426	39,419	35,817

〈가구주 종사상 지위별 가구당 순자산 보유액〉

(단위 : 만 원)

구분		전체	상용근로자	임시 · 일용근로자	자영업자	기타(무직 등)
평균	2018년	31,572	34,389	13,390	39,998	26,475
	2019년	34,042	37,436	14,567	42,112	29,323

* 단, 계산 값은 소수점 둘째 자리에서 반올림한다.

① 2018년과 2019년 임시 · 일용근로자는 모두 30대이다.

② 평균 가구당 순자산 보유액이 가장 크게 증가한 연령대는 50대이다.

③ 평균 가구당 순자산 보유액의 증가율이 가장 큰 종사상 지위는 기타(무직 등)이다.

④ 전체 평균의 가구당 순자산 보유액 증가율은 10%를 조금 넘는다.

⑤ 전체 순자산 보유액에서 자영업자의 순자산이 차지하는 비중이 가장 크다.

15 4차 산업혁명 관련 기술을 개발 또는 활용하고 있는 기업에 대한 다음 자료를 올바르게 해석한 설명은 어느 것인가?

〈표1〉 (단위 : 개, %)

	기업 수	산업 대분류											
		농림어업	광업제조업	제조업	전기가스업	건설업	도소매업	운수·창고업	숙박음식업	정보통신업	부동산업	기타서비스업	금융보험업
조사대상 기업 수	12,579	26	6,119	6,106	59	543	1,401	715	323	1,047	246	1,773	327
구성비	100.0	0.2	48.6	48.5	0.5	4.3	11.1	5.7	2.6	8.3	2.0	14.1	2.6
4차 산업 기술 개발·활용 기업 수	1,014	–	408	408	9	28	94	22	19	265	3	114	52
구성비	100.0	–	40.2	40.2	0.9	2.8	9.3	2.2	1.9	26.1	0.3	11.2	5.1

〈표2〉 (단위 : 개, %)

4차 산업 기술 개발·활용 기업 수	계	분야(복수응답)								
		사물인터넷	클라우드	빅데이터	모바일(5G)	인공지능	블록체인	3D 프린팅	로봇공학	가상증강현실
1,014	1,993	288	332	346	438	174	95	119	96	105
	100.0	14.5	16.7	17.4	22.0	8.7	4.8	6.0	4.8	5.3

* 단, 계산 값은 소수점 둘째 자리에서 반올림한다.

① 4차 산업 기술을 활용하는 전기가스업 기업은 모두 사물인터넷을 활용한다.

② 조사대상 기업체 중 4차 산업 기술을 활용하는 기업의 비중은 금융보험업이 전기가스업보다 더 높다.

③ 전체 조사대상 기업 중 4차 산업 기술을 활용하는 기업의 수는 1,993개이다.

④ 가장 많이 활용되고 있는 3가지 4차 산업 기술은 5G 모바일, 빅데이터, 사물인터넷이다.

⑤ 조사대상 기업체 중 4차 산업 기술 활용 비중이 가장 낮은 업종은 운수·창고업이다.

16 다음 〈표〉는 2018년 5월 공항별 운항 및 수송현황에 관한 자료이다. 〈표〉와 〈보기〉를 근거로 하여 A~E에 해당하는 공항을 바르게 나열한 것은?

〈표〉 공항별 운항 및 수송현황

공항 \ 구분	운항편수 (편)	여객수 (천 명)	화물량 (톤)
인천	20,818	3,076	249,076
A	11,924	1,836	21,512
B	6,406	(가)	10,279
C	11,204	1,820	21,137
D	(나)	108	1,582
광주	944	129	1,290
E	771	121	1,413
전체	52,822	7,924	306,289

※ 전체 공항은 광주, 김포, 김해, 대구, 인천, 제주, 청주공항으로 구성됨.

〈보기〉
㉠ 김포공항과 제주공항 여객수의 합은 인천공항 여객수보다 많다.
㉡ 화물량이 많은 공항부터 순서대로 나열하면 제주공항이 세 번째이다.
㉢ 김해공항 여객수는 광주공항 여객수의 6배 이상이다.
㉣ 운항편수가 적은 공항부터 순서대로 나열하면 대구공항이 두 번째이다.
㉤ 광주공항과 청주공항 운항편수의 합은 전체 운항편수의 5% 미만이다.

	A	B	C	D	E
①	김포	김해	제주	대구	청주
②	김포	김해	제주	청주	대구
③	김포	청주	제주	대구	김해
④	제주	청주	김포	김해	대구
⑤	제주	김해	김포	청주	대구

17 다음 〈표〉는 탄소포인트제 가입자 ㉠~㉣의 에너지 사용량 감축률 현황을 나타낸 자료이다. 아래의 〈지급 방식〉에 따라 가입자 ㉠~㉣가 탄소포인트를 지급받을 때, 탄소포인트를 가장 많이 지급받는 가입자와 가장 적게 지급받는 가입자를 바르게 나열한 것은?

〈표〉 가입자 ㉠ ~ ㉣의 에너지 사용량 감축률 현황

(단위 : %)

에너지 사용유형 \ 가입자	㉠	㉡	㉢	㉣
전기	2.9	15.0	14.3	6.3
수도	16.0	15.0	5.7	21.1
가스	28.6	26.1	11.1	5.9

〈지급 방식〉

• 탄소포인트 지급 기준

에너지 사용유형 \ 에너지 사용량 감축률	5% 미만	5% 이상 10% 미만	10% 이상
전기	0	5,000	10,000
수도	0	1,250	2,500
가스	0	2,500	5,000

• 가입자가 지급받는 탄소포인트 = 전기 탄소포인트 + 수도 탄소포인트 + 가스 탄소포인트

	가장 많이 지급받는 가입자	가장 적게 지급받는 가입자
①	㉡	㉠
②	㉡	㉢
③	㉡	㉣
④	㉢	㉠
⑤	㉢	㉣

18 다음 〈표〉는 창호, 영숙, 기오, 준희가 홍콩 여행을 하며 지출한 경비에 관한 자료이다. 지출한 총 경비를 네 명이 동일하게 분담하는 정산을 수행할 때 〈그림〉의 ㉠, ㉡, ㉢에 해당하는 금액을 바르게 나열한 것은?

〈표〉 여행경비 지출 내역

구분	지출자	내역	금액	단위
숙박	창호	호텔비	400,000	원
교통	영숙	왕복 비행기	1,200,000	
기타	기오	간식1	600	홍콩달러
		중식1	700	
		관광지1 입장권	600	
		석식	600	
		관광지2 입장권	1,000	
		간식2	320	
		중식2	180	

※ 환율은 1홍콩 달러당 140원으로 일정하다고 가정함.

〈그림〉 여행경비 정산 관계도

※ 돈은 화살표의 방향으로 각각 1회만 이동함.

	㉠	㉡	㉢
①	540,000원	20,000원	120,000원
②	540,000원	20,000원	160,000원
③	540,000원	40,000원	100,000원
④	300,000원	40,000원	100,000원
⑤	300,000원	20,000원	120,000원

19 다음 〈표〉는 2017년 지방법원(A~E)의 배심원 출석현황에 관한 자료이다. 이에 대한 〈보기〉의 설명 중 옳은 것만을 모두 고르면?

〈표〉 2017년 지방법원(A~E)의 배심원 출석 현황

(단위 : 명)

지방법원 \ 구분	소환인원	송달 불능자	출석취소 통지자	출석의무자	출석자
A	1,880	533	573	( )	411
B	1,740	495	508	( )	453
C	716	160	213	343	189
D	191	38	65	88	57
E	420	126	120	174	115

※ 1) 출석의무자 수＝소환인원－송달불능자 수－출석취소통지자 수

2) 출석률(%)＝$\dfrac{출석자 수}{소환인원} \times 100$

3) 실질출석률(%)＝$\dfrac{출석자 수}{출석의무자 수} \times 100$

〈보기〉

㉠ 출석의무자 수는 B지방법원이 A지방법원보다 많다.

㉡ 실질출석률은 E지방법원이 C지방법원보다 낮다.

㉢ D지방법원의 출석률은 25% 이상이다.

㉣ A~E지방법원 전체 소환인원에서 A지방법원의 소환 인원이 차지하는 비율은 35% 이상이다.

---

① ㉠㉡

② ㉠㉢

③ ㉡㉢

④ ㉡㉣

⑤ ㉢㉣

20 다음은 우리나라의 다문화 사회와 관련된 통계이다. 이에 대한 옳은 분석을 모두 고른 것은?

구분	전체 혼인 (천 건)	외국인과의 혼인이 전체 혼인에서 차지하는 비중(%)		
		전체(%)	한국 남성 + 외국 여성(%)	한국 여성 + 외국 남성(%)
2010년	314.3	13.5	9.8	3.7
2015년	326.1	10.5	8.0	2.5
2020년	302.8	7.0	4.9	2.1

〈보기〉
㉠ 다문화 가구의 수는 지속적으로 감소하고 있다.
㉡ 2015년에 외국인과의 혼인 건수는 3만 건을 넘는다.
㉢ 한국 남성과 외국 여성의 혼인 건수는 2010년이 2020년의 2배이다.
㉣ 제시된 모든 연도에서 남성이 외국인인 혼인 건수보다 여성이 외국인인 혼인 건수가 더 많다.

① ㉠㉡   ② ㉠㉢

③ ㉡㉢   ④ ㉡㉣

⑤ ㉢㉣

1 최 대리, 남 대리, 양 과장, 강 사원, 이 과장 5명은 사내 기숙사 A동~E동에 나누어 숙소를 배정받았다. 다음 조건을 참고할 때, 같은 동에 배정받을 수 있는 두 사람이 올바르게 짝지어진 것은 어느 것인가?

> • 최 대리는 C동, D동, E동에 배정받지 않았다.
> • 남 대리는 A동, C동, D동에 배정받지 않았다
> • 양 과장은 B동, D동, E동에 배정받지 않았다.
> • 강 사원은 B동, C동, E동에 배정받지 않았다.
> • 이 과장은 A동, C동, E동에 배정받지 않았다.
> • 아무도 배정받지 않은 동은 C동뿐이다.
> • A동은 두 사람이 배정받은 동이 아니다.

① 최 대리, 양 과장   ② 남 대리, 이 과장

③ 최 대리, 강 사원   ④ 양 과장, 강 사원

⑤ 강 사원, 이 과장

2 은행, 식당, 편의점, 부동산, 커피 전문점, 통신사 6개의 상점이 아래에 제시된 조건을 모두 만족하며 위치할 때, 오른쪽에서 세 번째 상점은 어느 것인가?

> ㉠ 모든 상점은 옆으로 나란히 연이어 위치하고 있으며, 사이에 다른 상점은 없다.
> ㉡ 편의점과 식당과의 거리는 두 번째로 멀다.
> ㉢ 커피 전문점과 편의점 사이에는 한 개의 상점이 있다.
> ㉣ 왼쪽에서 두 번째 상점은 통신사이다.
> ㉤ 식당의 바로 오른쪽 상점은 부동산이다.

① 식당   ② 통신사

③ 은행   ④ 편의점

⑤ 커피 전문점

3 다음은 철도 1호선~5호선의 매출 순위를 나타내는 설명이다. 다음의 명제가 모두 참일 경우, 항상 참이 되는 것은?

- 1호선과 2호선의 매출 순위 차이는 3호선과 4호선의 매출 순위 차이와 같다.
- 1호선은 가장 매출이 많다.
- 5호선은 4호선보다 매출 순위가 더 높다.
- 매출 순위가 같은 호선은 없다.

① 1호선과 5호선은 매출 순위가 연이어 있다.

② 5호선의 매출 순위는 4위보다 높다.

③ 2호선과 3호선은 매출 순위가 연이어 있다.

④ 5호선과 4호선은 매출 순위가 연이어 있다.

⑤ 2호선은 매출 순위가 가장 높다.

4 다음 조건을 참고할 때, 5명이 입고 있는 옷의 색깔을 올바르게 설명하고 있는 것은?

- 갑, 을, 병, 정, 무 5명은 각기 빨간색, 파란색, 검은색, 흰색 옷을 입고 있으며 같은 색 옷을 입은 사람은 2명이다.
- 병과 정은 파란색과 검은색 옷을 입지 않았다.
- 을과 무는 흰색과 빨간색 옷을 입지 않았다.
- 갑, 을, 병, 정은 모두 다른 색 옷을 입고 있다.
- 을, 병, 정, 무는 모두 다른 색 옷을 입고 있다.

① 병과 정은 같은 색 옷을 입고 있다.

② 정이 흰색 옷을 입고 있다면 병은 무와 같은 색 옷을 입고 있다.

③ 무가 파란색 옷을 입고 있다면 갑은 검은색 옷을 입고 있다.

④ 병이 빨간색 옷을 입고 있다면 갑은 흰색 옷을 입고 있다.

⑤ 을이 검은색 옷을 입고 있다면 파란색 옷을 입은 사람은 2명이다.

┃5~9┃ 다음 짝지어진 단어 사이의 관계가 나머지와 다른 하나를 고르시오.

5
① 증가 – 소비
② 감가 – 그늘
③ 발전 – 국가
④ 상승 – 물가
⑤ 진보 – 수준

6
① 밥 – 쌀
② 종이 – 나무
③ 고구마 – 탄수화물
④ 타이어 – 고무
⑤ 면 – 밀가루

7
① 옷 – 의상
② 남자 – 여자
③ 동 – 서
④ 오른쪽 – 왼쪽
⑤ 좋다 – 싫다

8
① 밥 – 먹다
② 노래 – 부르다
③ 책 – 주다
④ 의자 – 만들다
⑤ 꽃 – 피다

9
① 아이 – 어린이
② 쉽다 – 어렵다
③ 기쁨 – 환희
④ 낯 – 얼굴
⑤ 참다 – 견디다

┃10~14┃ 다음 제시된 단어의 성격과 가장 유사한 것을 고르시오.

10

남자 – 여자

① 참다 – 견디다　　　　② 기쁨 – 환희

③ 길다 – 짧다　　　　　④ 동물 – 개

⑤ 옷 – 티셔츠

11

와사비

① 버스　　　　　　　② 도담

③ 난슬　　　　　　　④ 누림

⑤ 너울

12

생선 – 붕어

① 기르다 – 키우다　　　② 예술 – 문학

③ 아빠 – 엄마　　　　　④ 작다 – 크다

⑤ 남학생 – 여학생

13

낯 – 얼굴

① 남자 – 여자 ② 길다 – 짧다

③ 참 – 거짓 ④ 작다 – 크다

⑤ 모으다 – 수집하다

14

늘봄

① 가람 ② 오뎅

③ 와사비 ④ 컴퓨터

⑤ 주스

15 재적의원이 210명인 '갑'국 의회에서 다음과 같은 규칙에 따라 안건 통과 여부를 결정한다고 할 때, 옳은 설명만으로 바르게 짝지어진 것은?

〈규칙〉

• 안건이 상정된 회의에서 기권표가 전체의 3분의 1 이상이면 안건은 부결된다.
• 기권표를 제외하고, 찬성 또는 반대의견을 던진 표 중에서 찬성표가 50%를 초과해야 안건이 가결된다.

※ 재적의원 전원이 참석하여 1인 1표를 행사하였고, 무효표는 없다.

〈보기〉

㉠ 70명이 기권하여도 71명이 찬성하면 안건은 가결된다.
㉡ 104명이 반대하면 기권표에 관계없이 안건이 부결된다.
㉢ 141명이 찬성하면 기권표에 관계없이 안건이 가결된다.
㉣ 안건이 가결될 수 있는 최소 찬성표는 71표이다.

① ㉠㉡ ② ㉠㉢

③ ㉡㉢ ④ ㉡㉣

⑤ ㉢㉣

16 다음의 내용을 근거로 할 때 유추할 수 있는 옳은 내용만을 바르게 짝지은 것은?

갑과 을은 ○×퀴즈를 풀었다. 문제는 총 8문제(100점 만점)이고, 분야별 문제 수와 문제당 배점은 다음과 같다.

분야	문제 수	문제당 배점
한국사	6	10점
경제	1	20점
예술	1	20점

문제 순서는 무작위로 정해지고, 갑과 을이 각 문제에 대해 ○ 또는 ×를 다음과 같이 선택하였다.

문제	갑	을
1	○	○
2	×	○
3	○	○
4	○	×
5	×	×
6	○	×
7	×	○
8	○	○
총점	80점	70점

〈보기〉

㉠ 갑과 을은 모두 경제 문제를 틀린 경우가 있을 수 있다.
㉡ 갑만 경제 문제를 틀렸다면, 예술 문제는 갑과 을 모두 맞혔다.
㉢ 갑이 역사 문제 두 문제를 틀렸다면, 을은 예술 문제와 경제 문제를 모두 맞혔다.

① ㉡

② ㉢

③ ㉠㉡

④ ㉠㉢

⑤ ㉡㉢

17

> • 모든 사람은 유쾌하다.
> • 모든 성인은 사람이다.
> • 모든 직장인은 성인이다.
> • 모든 마음은 건강하다.

① 모든 건강은 사람이다.

② 모든 건강은 재미있다.

③ 모든 직장인은 유쾌하다.

④ 모든 성인은 건강하다.

⑤ 모든 사람은 건강하다.

18

> • 독서를 하면 마음의 양식이 쌓인다.
> • 마음의 양식이 쌓인 사람은 상상력이 풍부하다.
> • 독서하는 사람은 집중력이 높다.
> • 성인은 독서한다.

① 성인은 집중력이 낮다.

② 성인은 상상력이 풍부하다.

③ 성인은 마음의 양식이 부족하다.

④ 독서를 하면 성인이다.

⑤ 집중력이 높으면 성인이다.

19

기르다 : 키우다 = 책방 : (   )

① 아이   ② 얼굴

③ 기후   ④ 서점

⑤ 자연

20

예술 : 패션 = 연예인 : (   )

① 교사   ② 과학자

③ 가수   ④ 동물

⑤ 나무

| 21~22 | 주어진 내용을 읽고 바르게 서술된 것을 고르시오.

21

> A, B, C, D는 모두 양의 정수이다.

① A와 B를 더하면 0보다 작다.

② A에서 C를 빼면 0보다 작다.

③ A, B, C, D 중 2개를 골라 모두 곱하면 0보다 크다.

④ A, B를 곱한 수는 C, D를 곱한 수보다 작다.

⑤ A, B, C, D 중 3개를 골라 모두 더하면 0보다 작다.

22

> 정보 사회라고 하는 오늘날, 우리는 실제적 필요와 지식 정보의 획득을 위해서 독서하는 경우가 많다. 일정한 목적의식이나 문제의식을 안고 달려드는 독서일수록 사실은 능률적인 것이다. 르네상스적인 만능의 인물이었던 괴테는 그림에 열중하기도 했다. 그는 그림의 대상이 되는 집이나 새를 더 관찰하기 위해서 그리는 것이라고, 의아해 하는 주위 사람에게 대답했다고 전해진다. 그림을 그리겠다는 목적의식을 가지고 집이나 꽃을 관찰하면 분명하고 세밀하게 그 대상이 떠오를 것이다. 마찬가지로 일정한 주제 의식이나 문제의식을 가지고 독서를 할 때 보다 창조적이고 주체적인 독서 행위가 성립될 것이다.

① 목적의식 없는 독서일수록 사실은 능률적이다.

② 문제의식 없는 독서는 주체적인 독서 행위가 성립된다.

③ 문제의식을 가지고 독서를 하면 비능률적이다.

④ 목적의식을 가지고 대상을 관찰하면 세밀하게 그 대상이 떠오를 것이다.

⑤ 주제의식을 가지고 독서를 해야 창조적인 사람이 될 수 있다.

┃23~25┃ 다음 각 기호가 일정한 규칙에 따라 문자들을 변화시킬 때, 각 문제의 '?'에 들어갈 알맞은 것을 고르시오.

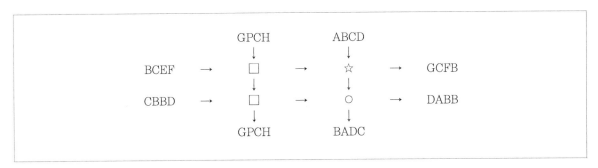

23

BBCE → □ → ○ → ?

① SEWM

② EACA

③ ABCB

④ BEFG

⑤ OKWP

24

BCED → ☆ → ○ → ?

① CBFC

② ACED

③ CBCF

④ BCCF

⑤ EFCB

25

CDBE → ○ → □ → ☆ → ?

① EBAC

② CABE

③ BCED

④ ABEC

⑤ ECCC

▌26~30 ▌ 다음 제시된 기호들(&, ♌, Ⅱ, ♋)은 일정한 규칙에 따라 문자 또는 숫자들을 변화시킨다. 물음에 따라 괄호 안에 들어갈 것을 고르시오.

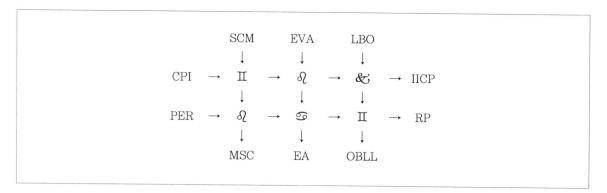

```
                SCM        EVA        LBO
                 ↓          ↓          ↓
   CPI    →     Ⅱ    →     ♌    →     &    →   IICP
                 ↓          ↓          ↓
   PER    →     ♌    →     ♋    →     Ⅱ    →   RP
                 ↓          ↓          ↓
                MSC        EA         OBLL
```

26

$$ACE → ♋ → & → (\quad)$$

① AECC

② ACE

③ ECA

④ AAC

⑤ CAA

27

$$FRIDAY → & → (\quad) → ♋ → YADIRF$$

① ♋

② ♌

③ &

④ Ⅱ

⑤ ☻

28

$$\text{PSYU} \rightarrow \text{II} \rightarrow \text{⑤} \rightarrow \&; \rightarrow \text{II} \rightarrow (\quad)$$

① SYUU

② UUYS

③ PSYY

④ UYSS

⑤ SSYU

29

$$\text{MS1583} \rightarrow \&; \rightarrow \text{II} \rightarrow \text{⑤} \rightarrow (\quad)$$

① MMS158

② M1583S

③ 3851SM

④ 3851SMM

⑤ 583MSM1

30

$$1723 \rightarrow (\quad) \rightarrow 1237$$

① &;

② ♌

③ II

④ ⑤

⑤ ☻

03 직무상식

+ 정답 및 해설 187p

1   사구체 여과율을 결정하는 요인으로 옳지 않은 것은?

① Na+, Cl−, K+ 등의 이온 여과와 재흡수

② 사구체 장벽의 여과계수

③ 사구체 내의 정수압

④ 사구체 내의 교질삼투압

⑤ 보우만주머니 내의 정수압

2   다음 중 복막투석에 대한 설명으로 옳은 것은?

① 3 ~ 5시간의 짧은 치료 시간   ② 전문적 장비 필요

③ 전신적 헤파린 요법   ④ 식이 제한 필요

⑤ 환자 스스로 쉽게 조작 가능

3 20mcg을 ng으로 변환한 것은?

① 200,000

② 2,000,000

③ 20,000

④ 2,000

⑤ 200

4 다음 중 심폐소생술(CPR)의 순서대로 옳은 것은?

〈보기〉

㉠ 도움 요청, 119 신고   ㉡ 가슴 압박
㉢ 회복 확인   ㉣ 반응 확인
㉤ 호흡과 맥박 확인   ㉥ 기도유지, 인공호흡

① ㉠ - ㉢ - ㉡ - ㉥ - ㉣ - ㉤

② ㉠ - ㉤ - ㉥ - ㉡ - ㉣ - ㉢

③ ㉠ - ㉤ - ㉡ - ㉥ - ㉢ - ㉣

④ ㉣ - ㉠ - ㉡ - ㉥ - ㉢ - ㉣

⑤ ㉣ - ㉠ - ㉤ - ㉡ - ㉥ - ㉢

5 다음 중 욕창의 고위험에 해당하지 않는 것은?

① 체중 증가   ② 비정상적인 임상결과

③ 체액 불균형   ④ 감각 이상

⑤ 부동

6 혈전증 및 색전증의 치료제로 사용되는 Heparin에 대한 설명으로 옳지 않은 것은?

① aPTT를 주기적으로 확인해야 한다.

② 출혈의 부작용이 있다.

③ antithrombinⅢ의 항응고 작용을 촉진 한다.

④ 혈소판 감소증이 나타날 수 있다.

⑤ 임신 중에는 사용하면 안 된다.

7 진단서 기재 사항 중 옳지 않은 것은?

① 병명 및 질병분류기호   ② 입 · 퇴원 연월일

③ 의료기관의 명칭 및 주소   ④ 진단 연월일

⑤ 처방 의약품 명칭

8 조직화의 기본 원리에 대한 설명으로 옳지 않은 것은?

① 계층제의 원리는 역할의 체계, 권한과 책임의 정도에 따라 직무등급이 나뉘는 체계이다.

② 통솔범위의 원리는 한 사람의 통솔자가 통솔할 수 있는 범위를 초과해서는 안 된다는 원리이다.

③ 명령 통일의 원리는 두 명의 상사에게 직접 지시를 받는 것이 가능하다는 원리이다.

④ 분업, 전문화의 원리는 업무를 종류와 성질에 따라 나누어 구성원이 한 가지 주된 업무를 맡도록 일을 분담하는 것이다.

⑤ 조정의 원리는 공동 목표를 달성하기 위해 구성원의 행동을 통일할 수 있도록 하는 것이다.

9 팔로4 증후는 청색증형 선천성 심장병 중 가장 흔한 것으로 팔로4 증후의 해부학적 특징으로 옳지 않은 것은?

① 폐동맥협착   ② 심방중격결손

③ 대동맥우위   ④ 심실중격결손

⑤ 우심실비대

10 5% D/W 3L를 24시간 주입하려면 몇 gtt/min으로 주입해야 하는가? (단, 소수 첫째자리에서 반올림한다)

① 42

② 43

③ 44

④ 45

⑤ 46

11 크론병(Crohn's disease)에 대한 설명으로 옳은 것은?

① 결장 전체와 대장의 점막과 점막 하에서만 발생하는 질환이다.

② 주 증상은 하루 10 ~ 20회 이상의 출혈을 동반한 설사이다.

③ 반고형 대변으로 대변의 악취가 심하거나 지방이 많다.

④ 좌하복부의 압통, 경련 등의 증상이 있다.

⑤ 특징적인 병변은 음와 농양인 염증성 침윤이다.

12 대상포진에 대한 설명으로 옳지 않은 것은?

① 주요합병증으로 신경통으로 불리는 잔여 통증과 소양증이 있다.

② 병변은 대칭적으로 발생한다.

③ varicella zoster virus에 의한 질병이다.

④ 항바이러스제제 투약으로 증상을 완화시킬 수 있다.

⑤ 대상포진은 노인에게 흔하게 발생한다.

13 Cheyne – Stokes 호흡의 설명으로 옳은 것은?

① 15초 이상 지속하는 호흡이 없는 상태이다.

② 무호흡과 깊고 빠른 호흡이 교대로 나타나는 호흡이다.

③ 비정상적으로 깊고 빠른 한숨 형태의 호흡이다.

④ 길게 멈추는 흡기와 극히 짧고 비효과적인 호기가 이어지는 호흡이다.

⑤ 무호흡이 불규칙적으로 나타난 후 2 ~ 3회 비정상적인 얕은 호흡이 교대로 나타나는 호흡이다.

14 간호사의 역할로 옳은 것은?

〈보기〉		
㉠ 교육자	㉡ 의사소통자	㉢ 돌봄제공자
㉣ 상담자	㉤ 연구자	

① ㉠

② ㉠㉢

③ ㉡㉣

④ ㉠㉡㉣

⑤ ㉠㉡㉢㉣㉤

15 근육주사 부위의 특징으로 옳지 않은 것은?

① 둔부의 복면부위는 성인과 아동, 영아 모두에게 가장 안전한 부위이다.

② 둔부의 복면부위는 용량이 크거나, 자극적인 약물의 투약부위로 선호된다.

③ 대퇴직근은 혼자서도 주사할 수 있는 근육주사 부위이다.

④ 삼각근은 접근이 쉬운 주사부위로 영아의 근육주사 부위로 주로 이용된다.

⑤ 삼각근은 상완동맥이 인접하고 있어 약물의 흡수 속도가 근육주사 부위 중 가장 빠르다.

16 0.9% N/S 500mL를 8시간 동안 주입하려면 시간당 몇 cc를 주어야 하는가? (단, 소수점 첫째자리에서 반올림한다)

① 63

② 64

③ 65

④ 67

⑤ 69

17 다음 중 급속 이동 증후군(Dumping syndrome)에 대한 설명으로 옳은 것은?

① 급속 이동 증후군을 예방하기 위해서 식사 중에 물을 많이 마신다.

② 급속 이동 증후군을 예방하기 위해서 식후에는 누워 있는 것이 좋다.

③ Billroth 1 수술 후에 호발한다.

④ 저지방 식이를 하도록 한다.

⑤ 초기 증상은 저혈당, 후기 증상은 저혈량, 교감신경의 자극이 원인이다.

18 두개내압 상승 환자의 간호 중재로 옳지 않은 것은?

① 측위를 취하고 머리를 상승 시켜 항상 기도 개방을 유지한다.

② 흡인은 일시적으로 두개내압 상승을 유발하므로 10초 이내로 하며 전, 후로 100%로 산소를 투여한다.

③ 변완화제를 투여한다.

④ 조용하고 자극이 적은 환경을 제공한다.

⑤ 낙상 위험성이 있을 때엔 억제대를 사용한다.

19 시간당 400U의 heparin을 IV로 지속적으로 주입하려할 때, 10% D/W 500mL에 heparin 5,000U mix하여 주입하라고 지시되었다. 시간당 몇 cc를 주어야 하는가?

① 40   ② 45

③ 50   ④ 55

⑤ 60

20 신우신염에 대한 설명으로 옳지 않은 것은?

① 신우신염의 원인균으로 가장 많은 것은 대장균이다.

② 만성신우신염은 특징적인 증상 없이 저혈압 진료 시 우연히 발견된다.

③ 신우신염의 치료는 소변배양검사를 통해 세균을 확인하여 항생제 치료하는 것이다.

④ 매일 3 ~ 4L의 수분섭취를 권장한다.

⑤ 소변에서 세균과 백혈구가 다량 검출된다.

21 다음 중 드레싱의 종류와 그 목적으로 옳지 않은 것은?

① 투명 필름 드레싱은 삼출액이 적은 상처의 1차 드레싱으로 사용된다.

② 하이드로 콜로이드 드레싱은 삼출물을 흡수하며 오염원으로부터 상처를 보호한다.

③ 하이드로 겔 드레싱은 신경 말단을 촉촉하게 하여 통증을 완화시킨다.

④ 알지네이트 드레싱은 상처의 표면에 겔을 형성해 습기를 유지시킨다.

⑤ 폴리우레탄 폼 드레싱은 삼출물 흡수가 목적이며 상처 표면에 수분을 제공한다.

22 다른 사람에 대한 의심, 다른 사람이 자신을 부당하게 이용한다는 추측 등이 나타나는 인격 장애는?

① 분열성 인격 장애   ② 분열형 인격 장애

③ 편집성 인격 장애   ④ 반사회적 인격 장애

⑤ 히스테리성 인격 장애

23 다음은 인체의 내분비선과 그곳에서 분비되는 호르몬을 짝지은 것으로 옳은 것은?

① 뇌하수체 전엽 - 갑상선 호르몬

② 뇌하수체 후엽 - 당류코르티코이드

③ 갑상선 - 갑상선 자극 호르몬(TSH)

④ 부신 피질 - 옥시토신

⑤ 신장 - 레닌

24 오심 및 구토를 호소하며 가끔 기면 증상이 나타나는 환자의 ABGA 상 pH 7.9, HCO3- 29mEq/L, PCO2 80mmHg이 측정되었다. 다음 중 어떤 산, 염기 불균형을 나타낸 것인가?

① 호흡성 알칼리증　　　　② 호흡성 산증

③ 대사성 알칼리증　　　　④ 대사성 산증

⑤ 중증 저산소 혈증

25 Plasma solution 1L를 6시간 동안 주입하려 할 때 1방울 점적 시 소요시간은?

① 1sec/gtt　　　　② 2sec/gtt

③ 3sec/gtt　　　　④ 4sec/gtt

⑤ 5sec/gtt

PART

IV

제3회 실전모의고사

✚ 정답 및 해설 192p

1 2진법의 수 1001과 5진법의 수 221의 실제 수의 차이는?

① 44 ② 46

③ 48 ④ 50

⑤ 52

2 양의 정수 x를 5배한 수는 30보다 크고, 5배한 수에서 10을 뺀 수는 30보다 작을 때, x의 값은?

① 5 ② 6

③ 7 ④ 8

⑤ 9

3 일의 자리 숫자가 8인 두 자리 자연수에서 십의 자리와 일의 자리 숫자를 바꾸면 원래의 수의 3배보다 2가 작을 때, 이 자연수를 구하면?

① 26　　　　　　　　　　② 28

③ 36　　　　　　　　　　④ 38

⑤ 48

4 부피가 $125cm^3$인 정육면체와 높이가 같은 직육면체가 있다. 이 직육면체의 가로가 $4cm$, 세로가 $3cm$이고, 겉넓이를 Acm^2와 부피를 Bcm^3라고 할 때, $A - B$는?

① 28　　　　　　　　　　② 30

③ 32　　　　　　　　　　④ 34

⑤ 36

5 A조의 인원은 10명, B조의 인원은 9명이다. 두 번의 무작위 추첨으로 대표자를 뽑는다고 할 때, 첫 번째로 A조에서 한 명, 두 번째로 B조에서 한 명이 뽑힐 확률은? (단, 한번 뽑힌 사람은 다시 뽑힐 수 없다)

① $\dfrac{5}{19}$

② $\dfrac{6}{19}$

③ $\dfrac{7}{19}$

④ $\dfrac{8}{19}$

⑤ $\dfrac{9}{19}$

6 39살인 아버지의 나이는 5년 후에 아들의 4배가 될 때, 현재의 아들의 나이는?

① 4살

② 5살

③ 6살

④ 7살

⑤ 8살

7 우진, 경선, 진주는 학급비 85,000원을 나누어 일을 처리하려고 한다. 우진이와 경선이는 3:2, 우진이와 진주는 5:3으로 나눌 때, 경선이와 진주가 받은 금액의 차이는?

① 2,000원   ② 2,500원

③ 3,000원   ④ 3,500원

⑤ 4,000원

8 지민이는 소설책을 사기 위해 매일 일정한 금액을 모으고 있다. 하루에 3,000원씩 모으면 목표 금액보다 14,000원 부족하고, 하루에 4,000원씩 모으면 21,000원이 더 모이게 된다. 다음 중 지민이가 목표금액을 모으는 데 며칠이 걸리겠는가?

① 31일   ② 33일

③ 35일   ④ 37일

⑤ 39일

9 유정이는 부업으로 볼펜을 결합하는 일을 하고 있다. 오늘 하루 작업한 양은 3,000개이고, 불량품은 120개였다. 완성된 볼펜 하나당 90원의 보수를 지급 받고, 오늘 보수는 247,200원을 받았다. 불량품의 개수만큼 보수에서 차감될 때, 불량품 한 개당 차감 금액은 얼마인가?

① 70원   ② 80원

③ 90원   ④ 100원

⑤ 110원

10 보람마트에서 여름 이벤트로 아이스크림 1세트를 첫 날 3,000원을 시작으로 매일 500원씩 할인하여 판매하고 있다. 해당 아이스크림의 하루 판매 개수는 10세트로 동일하고, 총 매출이 100,000일 때, 며칠 동안 판매한 것인가?

① 4일   ② 5일

③ 6일   ④ 7일

⑤ 8일

| 11~12 | 다음은 S시의 시장선거에서 응답자의 종교별 후보지지 설문조사 결과이다. 각 물음에 답하시오.

(단위 : 명)

후보 \ 응답자의 종교	불교	개신교	가톨릭	기타	합
A	130	㉠	60	300	( )
B	260	( )	30	350	740
C	( )	㉡	45	300	( )
D	65	40	15	( )	( )
계	650	400	150	1,000	2,200

※ 1) (가)와 (나)의 응답자 수는 같음.
　 2) 후보는 4명이며, 복수응답 및 무응답은 없음.

11 다음 중 ㉠와 ㉡에 들어갈 수로 알맞은 것은?

① 100　　　　　　② 110

③ 120　　　　　　④ 130

⑤ 140

12 다음 중 표에 대한 설명으로 옳은 것은?

① A후보 지지율이 C후보 지지율보다 높다.

② C후보 지지율과 D후보 지지율의 합은 B후보 지지율보다 높다.

③ A후보 지지자 중에는 개신교 신자가 불교 신자보다 많다.

④ 개신교 신자의 A후보 지지율은 가톨릭 신자의 C후보 지지율보다 낮다.

⑤ B후보 지지율이 C후보 지지율보다 낮다.

13 다음 표에 대한 옳은 분석만을 모두 고른 것은?

〈갑국의 교육 기회 충족도 및 미충족 사유〉

(단위: %)

구분	계	충족	미충족	소계	경제적 형편	학업 부진	부모의 사고방식	질병, 신체장애	기타
전체	100	51.0	49.0	100	55.5	13.6	19.3	10.0	1.6
도시	100	52.0	48.0	100	56.1	14.8	17.5	9.9	1.7
농촌	100	48.0	52.0	100	53.8	10.3	24.3	10.3	1.3
남자	100	55.0	45.0	100	63.2	17.3	7.8	10.0	1.7
여자	100	47.0	53.0	100	49.0	10.4	29.1	10.0	1.5

※ **교육 기회 충족도** : 본인이 원하는 단계까지 학교 교육을 받았다고 응답한 사람의 비율
※ 갑국의 지역은 도시와 농촌으로만 구분됨

〈보기〉

㉠ 교육 기회가 미충족되었다고 응답한 사람은 농촌 지역보다 도시 지역에 많다.
㉡ 교육 기회 미충족 사유를 질병, 신체장애라고 응답한 사람은 남자보다 여자가 많다.
㉢ 교육 기회 미충족 사유를 경제적 형편이라고 응답한 사람은 전체 응답자의 과반수이다.
㉣ 교육 기회 미충족 사유를 부모의 사고방식이라고 응답한 비율은 성별 차이보다 지역 차이가 크다.

---

① ㉠㉡ 　　　　　　　② ㉠㉢

③ ㉡㉢ 　　　　　　　④ ㉡㉣

⑤ ㉢㉣

14 표는 갑국의 연도별 취업자 수 증가율과 경제 활동 인구 증가율을 나타낸다. 이에 대한 분석으로 옳지 않은 것은? (단, 갑국의 15세 이상 인구는 일정하다)

(단위 : %)

구분	2017년	2018년	2019년
취업자 수 증가율	1.0	0	-0.5
경제 활동 인구 증가율	2.0	0	-1.0

① 2017년의 실업자 수는 2016년보다 많다.

② 2017년 ~ 2019년 중 2019년의 비경제 활동 인구가 가장 많다.

③ 2019년의 고용률은 2017년보다 상승하였다.

④ 2019년의 경제 활동 참가율은 2018년보다 하락하였다.

⑤ 2017년과 2018년의 실업률은 같다.

15 표는 갑국 남녀 근로자의 정규직과 비정규직 비율 변화를 나타낸 것이다. 이에 대한 옳은 분석을 모두 고른 것은? (단, 남녀 근로자의 수는 2018년 이후 각각 지속적으로 증가하였다)

(단위 : %)

성별	2018년		2019년		2020년	
	정규직	비정규직	정규직	비정규직	정규직	비정규직
남자	73.5	26.5	73.4	26.6	73.5	26.5
여자	59.4	40.6	60.1	39.9	59.8	40.2

> ㉠ 2019년 비정규직 근로자 수는 남자가 여자보다 적다.
> ㉡ 2020년 전체 근로자 중 정규직 비율은 59.8%를 넘는다.
> ㉢ 2018년과 2020년의 남자 비정규직 근로자 수는 같다.
> ㉣ 2018년 ~ 2020년 여자 근로자의 과반수는 정규직이다.

① ㉠㉡

② ㉠㉢

③ ㉡㉢

④ ㉡㉣

⑤ ㉢㉣

16 다음 〈표〉는 A은행 ○○지점 직원들의 지난 달 상품 신규 가입 실적 현황을 나타낸 자료이다. 이에 대한 설명 중 옳은 것을 모두 고르면?

〈표〉 A은행 ○○지점 직원별 상품 신규 가입 실적 현황

구분＼직원	A	B	C	D	E	F
성별	남	남	여	남	여	남
실적(건)	0	2	6	4	8	10

〈보기〉

㉠ 직원들의 평균 실적은 5건이다.
㉡ 남자면서 실적이 5건 이상인 직원 수는 전체 남자 직원 수의 50% 이상이다.
㉢ 실적이 2건 이상인 남자 직원의 수는 실적이 4건 이상인 여자 직원의 수의 2배 이상이다.
㉣ 여자 직원이거나 실적이 7건 이상인 직원 수는 전체 직원 수의 50% 이상이다.

① ㉠㉡
② ㉠㉢
③ ㉠㉣
④ ㉡㉢
⑤ ㉡㉣

17 다음은 우리나라 특정 지역의 빈곤 가구 중에서 맞춤형 급여를 지원받는 가구의 비율을 나타낸 것이다. 이에 대한 옳은 분석을 모두 고른 것은?

조사 당시 중위 소득은 500만 원이며, 조사한 빈곤 가구의 가구원 수는 모두 동일하다.

〈맞춤형 급여 지원 기준〉

기준(중위 소득 기준)	지원 급여
28% 이하	교육, 주거, 의료, 생계
28% 초과 ~ 40% 이하	교육, 주거, 의료
40% 초과 ~ 43% 이하	교육, 주거
43% 초과 ~ 50% 이하	교육

〈빈곤 가구 중 맞춤형 급여를 지원받는 비율〉

(단위 : %)

빈곤 가구 \ 급여	생계	의료	주거	교육
절대적 빈곤 가구	70	100	100	100
상대적 빈곤 가구	56	80	86	100

※ 절대적 빈곤 가구 : 월 소득이 최저 생계비 미만인 가구
※ 상대적 빈곤 가구 : 월 소득이 중위 소득의 50% 미만인 가구
※ 중위 소득 : 전체 가구를 소득 순으로 나열했을 때 한가운데 위치한 가구의 소득

〈보기〉
㉠ 상대적 빈곤 가구보다 절대적 빈곤 가구가 많다.
㉡ 조사 시점의 최저 생계비는 월 소득 250만 원이다.
㉢ 상대적 빈곤 가구 중 생계, 의료, 주거, 교육 급여를 모두 받는 비율은 56%이다.
㉣ 월 소득이 최저 생계비 미만인 가구 중에서 30%는 월 소득 140만 원을 초과한다.

① ㉠㉡
② ㉠㉣
③ ㉢㉣
④ ㉠㉡㉢
⑤ ㉡㉢㉣

18 다음은 종사자 규모별 사업체 수와 종사자 수에 관한 자료이다. 자료를 올바르게 판단한 의견을 〈보기〉에서 모두 고른 것은?

종사자 규모별	사업체 수				종사자 수			
	2018년	2019년	증감률	기여율	2018년	2019년	증감률	기여율
합계	3,950,192 (100.0)	4,020,477 (100.0)	1.8	100.0	21,259,243 (100.0)	21,591,398 (100.0)	1.6	100.0
1~4인	3,173,203 (80.3)	3,224,683 (80.2)	1.6 (−0.1)	73.2	5,705,551 (26.8)	5,834,290 (27.0)	2.3 (0.2)	38.8
5~99인	758,333 (19.2)	776,922 (19.3)	2.5 (0.1)	26.4	10,211,699 (48.0)	10,281,826 (47.6)	0.7 (−0.4)	21.1
100~299인	14,710 (0.4)	14,846 (0.4)	0.9 (0.0)	0.2	2,292,599 (10.8)	2,318,203 (10.7)	1.1 (−0.1)	7.7
300인 이상	3,946 (0.1)	4,026 (0.1)	2.0 (0.0)	0.1	3,049,394 (14.3)	3,157,079 (14.6)	3.5 (0.3)	32.4

〈보기〉
㉠ "종사자 규모 변동에 따른 사업체 수와 종사자 수의 증감 내역이 연도별로 다르네."
㉡ "기여율은 '구성비'와 같은 개념의 수치로군."
㉢ "사업체 1개당 평균 종사자 수는 사업체 규모가 커질수록 더 많네."
㉣ "2018년보다 종사자 수가 더 적어진 사업체는 없군."

① ㉢㉣ ② ㉠㉢
③ ㉡㉣ ④ ㉠㉡㉢
⑤ ㉡㉢㉣

19 다음은 소비자물가 총 지수와 주요 품목별 소비자물가 상승률을 연도별로 나타낸 자료이다. 자료를 올바르게 이해한 설명을 〈보기〉에서 모두 고른 것은?

(단위 : %)

	2014	2015	2016	2017	2018	2019	2020
소비자물가 총 지수 (2018년=100)	94.7	96.8	98.0	99.3	100.0	101.0	102.9
소비자물가 상승률	4.0	2.2	1.3	1.3	0.7	1.0	1.9
식료품	8.1	4.0	0.9	0.3	1.6	2.3	3.4
주류 및 담배	0.8	1.5	1.7	−0.1	50.1	0.7	1.5
의류 및 신발	3.3	4.8	2.9	4.0	1.3	1.8	1.1
주택/수도/전기/연료	4.5	4.6	3.5	2.9	−0.6	−0.8	1.5
교통	7.0	3.2	−0.5	−1.6	−7.8	−2.2	3.6
교육	1.7	1.4	1.2	1.5	1.7	1.6	1.1

〈보기〉
㉠ 2018년의 소비자물가 총 지수는 2014년 대비 약 5.6% 증가한 것으로, 기준년도의 소비자물가 총 지수를 의미한다.
㉡ 2013년 대비 2020년의 소비자물가 지수가 가장 많이 상승한 세 가지 품목은 식료품, 주류 및 담배, 교육이다.
㉢ 평균치로 계산할 때, 2020년의 담배 1갑이 4,500원이라면 2017년의 담배 1갑은 약 2,933.2원이다.
㉣ 2017년의 '연료'의 평균 물가지수가 100이라면, 2020년의 '연료'의 평균 물가지수는 100보다 크지 않다.
* 단, 계산 값은 소수점 둘째 자리에서 반올림한다.

① ㉠㉡
② ㉡㉢
③ ㉢㉣
④ ㉠㉢
⑤ ㉡㉣

20 다음은 S은행의 각 지점별 2년간의 직급자 변동 현황을 나타낸 자료이다. 다음 자료를 보고 판단한 S은행의 인사 정책에 대한 올바른 설명이 아닌 것은?

〈2018년〉 (단위 : 명)

구분	A지점	B지점	C지점	D지점	E지점
부장	1	1	0	1	0
차장	1	0	0	1	1
과장	3	3	2	0	3
대리	7	4	5	11	6
사원	14	12	11	5	13

〈2019년〉 (단위 : 명)

구분	A지점	B지점	C지점	D지점	E지점
부장	2	0	1	0	1
차장	1	0	1	1	0
과장	5	5	4	4	3
대리	10	2	8	3	4
사원	12	10	15	7	10

* 단, 계산 값은 소수점 둘째 자리에서 반올림한다.

① 5개 지점 전체 인원을 5% 이내에서 증원하였다.

② 인원이 더 늘어난 지점은 모두 2개 지점이다.

③ 사원의 비중이 전년보다 증가한 지점은 D지점뿐이다.

④ S은행은 과장급 직원의 인력을 가장 많이 증원하였다.

⑤ C지점의 대리 수가 전체 대리 수에서 차지하는 비중은 2018년 대비 2019년에 2배 이상 증가하였다.

추리논리

+ 정답 및 해설 197p

▌1~10▐ 다음 ( )에 들어갈 말로 적절한 것을 고르시오.

1

포유류 : ( ) = 파충류 : 이구아나

① 박쥐　　　　　　　② 개구리

③ 펭귄　　　　　　　④ 구렁이

⑤ 쉬리

2

현진건 : 무영탑 = ( ) : 역마

① 이범선　　　　　　② 하근찬

③ 김동리　　　　　　④ 황순원

⑤ 최인훈

3

마이동풍 : 말 = 당구풍월 : ( )

① 소　　　　　　　　② 개

③ 기린　　　　　　　④ 하마

⑤ 당나귀

4

> 포항 : 과메기 = 영광 : (   )

① 쌀   ② 배

③ 전어   ④ 굴비

⑤ 녹차

5

> 브라질 : 리우 카니발 = (   ) : 라 토마티나

① 독일   ② 타이완

③ 멕시코   ④ 프랑스

⑤ 스페인

6

> (   ) : 고무 = 면 : 밀가루

① 도자기   ② 타이어

③ 두부   ④ 종이

⑤ 치즈

7

> 인도 : (   ) = 필리핀 : 마닐라

① 뉴델리   ② 하노이

③ 싱가포르   ④ 예루살렘

⑤ 카이로

8

환희 : 기쁨 = 정구지 : ( )

① 진지　　　　　　　② 변소

③ 부추　　　　　　　④ 아내

⑤ 부친

9

( ) : 왕건 = 조선 : 이성계

① 백제　　　　　　　② 신라

③ 고구려　　　　　　④ 고려

⑤ 발해

10

참 : 거짓 = ( ) : 자식

① 사치　　　　　　　② 아래

③ 여성　　　　　　　④ 가연

⑤ 부모

┃11~15┃ 다음 중 단어의 관계가 다른 하나를 고르시오.

11 ① 음주 : 속쓰림   ② 서점 : 책방

    ③ 전쟁 : 피난   ④ 늦잠 : 피로

    ⑤ 지진 : 붕괴

12 ① 신라 : 박혁거세   ② 울릉도 : 오징어 축제

    ③ 함평 : 나비 축제   ④ 통영 : 한산대첩 축제

    ⑤ 제주 : 유채꽃 축제

13 ① 밥 : 진지   ② 아이 : 어린이

    ③ 품사 : 조사   ④ 낯 : 얼굴

    ⑤ 아버지 : 부친

14 ① 기자 : 취재   ② 가수 : 노래

    ③ 학생 : 공부   ④ 검사 : 구형

    ⑤ 방송 : 시청

15 ① 고무 : 타이어   ② 치즈 : 우유

    ③ 흙 : 도자기   ④ 고구려 : 평양

    ⑤ 밀가루 : 면

▌16~20 ▐ 다음 진술이 참이 되기 위해서 필요한 전제를 보기에서 모두 고르시오.

16

명지는 현명한 사람이다.

〈보기〉

㉠ 명지는 업무를 미리 준비하는 사람이다.
㉡ 명지는 화를 내지 않는 사람이다.
㉢ 명지는 임기응변이 좋은 사람이다.
㉣ 업무를 미리 준비하는 사람은 현명한 사람이다.
㉤ 매일 운동을 하는 사람은 신뢰할 수 있는 사람이다.
㉥ 임기응변이 좋은 사람은 순발력이 좋은 사람이다.

① ㉠㉣　　　　　　　　② ㉠㉤

③ ㉡㉣　　　　　　　　④ ㉡㉤

⑤ ㉢㉣

17

농부는 행복한 사람이다.

〈보기〉

㉠ 농부는 매사에 감사하는 사람이다.
㉡ 농부는 매사에 만족할 줄 아는 사람이다.
㉢ 농부는 자급자족할 줄 아는 사람이다.
㉣ 매사에 만족할 줄 아는 사람은 행복한 사람이다.
㉤ 매사에 감사하며 사는 사람은 성공할 수 있는 사람이다.
㉥ 행복한 사람은 성공할 수 있는 사람이다.

① ㉠㉣　　　　　　　　② ㉠㉤

③ ㉡㉣　　　　　　　　④ ㉡㉤

⑤ ㉢㉣

18

대표자는 직원들을 이끌 수 있는 사람이다.

〈보기〉

㉠ 대표자는 적극적으로 참여하는 사람이다.

㉡ 대표자는 상식이 풍부한 사람이다.

㉢ 대표자는 실패를 맛 본 사람이다.

㉣ 상식이 풍부한 사람 생각의 깊이가 다른 사람이다.

㉤ 적극적으로 참여하는 사람은 직원들을 이끌 수 있는 사람이다.

㉥ 실패를 맛 본 사람은 독서를 즐겨하는 사람이다.

① ㉠㉣   ② ㉠㉤

③ ㉡㉣   ④ ㉡㉤

⑤ ㉢㉣

19

노력하는 사람은 성공할 수 있는 사람이다.

〈보기〉

㉠ 노력하는 사람은 잠재력을 믿는 사람이다.

㉡ 노력하는 사람은 도전하는 사람이다.

㉢ 노력하는 사람은 불만이 없는 사람이다.

㉣ 불만이 없는 사람은 감사할 줄 아는 사람이다.

㉤ 도전하는 사람은 성공할 수 있는 사람이다.

㉥ 잠재력을 믿는 사람은 긍정적인 사람이다.

① ㉠㉣   ② ㉠㉤

③ ㉡㉣   ④ ㉡㉤

⑤ ㉢㉣

20

긍정적인 사람은 남을 감싸줄 수 있는 사람이다.

〈보기〉

㉠ 긍정적인 사람은 웃을 수 있는 사람이다.

㉡ 긍정적인 사람은 성공할 수 있는 사람이다.

㉢ 긍정적인 사람은 남을 탓하지 않는 사람이다.

㉣ 남을 탓하지 않는 사람은 남을 감싸줄 수 있는 사람이다.

㉤ 성공할 수 있는 사람은 남에게 베풀 줄 아는 사람이다.

㉥ 웃을 수 있는 사람은 긍정적인 사람이다.

① ㉠㉣ ② ㉠㉤

③ ㉡㉣ ④ ㉡㉤

⑤ ㉢㉣

∥21~25∥ 다음의 말이 전부 참일 때 항상 참인 것을 고르시오.

21

- 사과를 먹은 사람은 딸기를 먹은 사람이다.
- 수박을 먹은 사람은 딸기를 먹지 않은 사람이다.
- 수박을 먹지 않은 사람은 참외를 먹지 않은 사람이다.

① 사과를 먹은 사람은 참외를 먹은 사람이다.

② 사과를 먹은 사람은 수박을 먹지 않은 사람이다.

③ 딸기를 먹은 사람은 사과를 먹은 사람이다.

④ 딸기를 먹은 사람은 참외를 먹은 사람이다.

⑤ 수박을 먹은 사람은 참외를 먹지 않은 사람이다.

22

- 김치찌개를 좋아하는 사람은 미역국을 싫어하는 사람이다.
- 된장국을 싫어하는 사람은 김치찌개를 좋아하는 사람이다.
- 매운탕을 싫어하는 사람은 된장국을 싫어하는 사람이다.

① 미역국을 좋아하는 사람은 매운탕을 좋아하는 사람이다.

② 미역국을 좋아하는 사람은 된장국을 싫어하는 사람이다.

③ 김치찌개를 싫어하는 사람은 된장국을 싫어하는 사람이다.

④ 김치찌개를 싫어하는 사람은 매운탕을 싫어하는 사람이다.

⑤ 된장국을 싫어하는 사람은 매운탕을 좋아하는 사람이다.

23

- 화요일에 수업이 있으면 월요일에 수업이 없다.
- 화요일에 수업이 없으면 수요일에 수업이 있다.
- 목요일에 수업이 없으면 수요일에 수업이 없다.
- 목요일에 수업이 있으면 금요일에 수업이 있다.

① 월요일에 수업이 있으면 수요일에 수업이 없다.

② 화요일에 수업이 없으면 목요일에 수업이 없다.

③ 수요일에 수업이 있으면 금요일에 수업이 있다.

④ 목요일에 수업이 있으면 금요일에 수업이 없다.

⑤ 금요일에 수업이 있으면 월요일에 수업이 있다.

24

> • 테니스를 잘하면 배드민턴을 잘한다.
> • 탁구를 잘하면 배드민턴을 못한다.
> • 배구를 못하면 탁구를 잘한다.
> • 축구를 잘하면 배구를 못한다.
> • 축구를 못하면 야구를 잘한다.

① 축구를 못하면 야구를 못한다.

② 배구를 잘하면 탁구를 못한다.

③ 탁구를 못하면 야구를 못한다.

④ 배드민턴을 잘하면 축구를 잘한다.

⑤ 테니스를 잘하면 축구를 못한다.

25

> • 소고기를 구매하지 않으면 돼지고기를 구매한다.
> • 양고기를 구매하면 소고기를 구매하지 않는다.
> • 양고기를 구매하지 않으면 닭고기를 구매한다.
> • 닭고기를 구매하면 오리고기를 구매한다.

① 돼지고기를 구매하지 않으면 닭고기를 구매하지 않는다.

② 소고기를 구매하면 오리고기를 구매하지 않는다.

③ 양고기를 구매하지 않으면 오리고기를 구매하지 않는다.

④ 소고기를 구매하면 닭고기를 구매한다.

⑤ 오리고기를 구매하면 소고기를 구매하지 않는다.

▌26~30 ▌ 다음 빈칸에 들어갈 알맞은 문자를 고르시오.

26

| D C E B F ( ) G |

① B   ② A

③ D   ④ C

⑤ E

27

| C T E R G P I N ( ) L |

① I   ② J

③ K   ④ L

⑤ M

28

| B C F K ( ) |

① R   ② Q

③ P   ④ O

⑤ N

29

H J K M ( ) P Q S T

① K ② L
③ M ④ N
⑤ O

30

A F H   G ( ) C   K C A

① A ② B
③ C ④ D
⑤ E

1 양치질을 할 경우 입안의 물이 입가로 흘러내리고 입술에 힘이 없어 발음을 제대로 못 하는 뇌손상 환자를 사정한 결과 관련된 뇌신경은?

① 제2 뇌신경　　　　　　　　　② 제3 뇌신경

③ 제5 뇌신경　　　　　　　　　④ 제7 뇌신경

⑤ 제9 뇌신경

2 협심증 시 나타나는 가슴 통증에 대한 설명으로 옳은 것은?

① 니트로글리세린을 복용하면 증상이 완화된다.

② 가슴 통증의 강도가 강하고 30분 이상 지속된다.

③ 휴식해도 증상이 완화되지 않는다.

④ 통증의 발생 부위는 흉부 중앙 부위이다.

⑤ 가슴 통증이 가슴에서 턱으로 방사된다.

3 다음 중 만성통증일 경우 나타나는 반응으로 옳지 않은 것은?

① 혈압 및 맥박 정상　　　　　　② 탈진 및 무기력

③ 동공 이완　　　　　　　　　　④ 정상 호흡

⑤ 우울 및 피로

4 결장루 환자의 피부 간호에 대한 내용으로 옳지 않은 것은?

① 장루주위 피부는 비누와 물로 청결하게 닦는다.

② 주머니가 반 정도 찼을 때 비우도록 한다.

③ 주머니는 일주일에 2회 혹은 누출물이 생길 때마다 교환해야 한다.

④ 피부 보호판은 장루보다 약 2 ~ 3mm 크게 절단한다.

⑤ 장루의 색이 붉으면 정상이 아님을 설명한다.

5 파킨슨병의 증상으로 옳지 않은 것은?

① 손끝으로 환약을 굴리는 것 같은 움직임이 나타난다.

② 점차 보폭이 감소하고 속도가 느려진다.

③ 휴식 시 진전 증상이 사라지고, 손이나 다리를 쓰거나 움직일 때 진전이 나타난다.

④ 눈 깜박임 횟수가 정상보다 감소하고, 무표정한 얼굴을 보인다.

⑤ 상체를 구부린 상태로 발을 질질 끌면서 걷는다.

6 결핵균 감염 여부를 위한 투베르쿨린 반응검사에 대한 설명으로 옳지 않은 것은?

① 투베르쿨린액 0.1mL를 전박 내측에 피내주사한다.

② 피내주사 후 48~72시간 후에 판독한다.

③ 양성 반응은 항산균 항체가 있다는 것을 의미한다.

④ 경결의 직경이 10mm 이상이면 음성이다.

⑤ 투베르쿨린 반응검사로는 활동성 결핵을 확진할 수 없다.

7   류마티스 관절염과 골관절염에 대한 설명으로 옳은 것은?

① 류마티스 관절염의 특징은 조조강직으로 아침에 1시간 이상 지속되는 강직 증상이 나타난다.

② 류마티스 관절염은 증상이 비대칭적이다.

③ 류마티스 관절염은 만성적, 비염증성 질환이다.

④ 골관절염의 치료로 염증 제거를 위해 스테로이드를 사용할 수 있다.

⑤ 골관절염은 젊은 여성들에게 호발한다.

8   0.8mg을 mcg으로 변환한 것은?

① 80   ② 800

③ 8,000   ④ 80,000

⑤ 800,000

9 다음 중 인간면역결핍 바이러스 감염(AIDS)에 관한 설명으로 옳지 않은 것은?

① 성적 접촉, 혈액 등에 의해 감염된다.

② 잠복기가 다양해 짧으면 3개월, 길면 수년 후에 증상이 나타날 수도 있다.

③ 면역기능이 약해져 호흡기, 위장관, 피부 질환 등의 합병증이 나타날 수 있다.

④ 악수, 포옹 등으로는 감염되지 않는다.

⑤ 모유 수유를 통해 전파되지는 않으므로 HIV 감염 산모는 모유 수유가 가능하다.

10 아동에게 나타나는 세균성 심내막염의 설명으로 옳지 않은 것은?

① 확진은 심초음파로 한다.

② 가장 흔한 원인균은 황색포도상 구균과 녹색연쇄상구균이다.

③ 적어도 2~8주 동안 정맥으로 고용량의 적합한 항생제를 투여한다.

④ Duke criteria는 세균성 심내막염의 진단 지침이다.

⑤ 최근의 심장수술, 판막이상을 동반한 류마티스 심질환 아동에서 잘 발생한다.

11 구순열 또는 구개열이 나타나는 신생아의 수술 후 간호로 옳은 것은?

① 흡인 방지를 위해 분비물 흡인을 자주 시행한다.

② 빨대를 사용하도록 한다.

③ 구순열 수술 시에는 엎드려 눕도록 한다.

④ 구개열 수술 시에는 앙와위를 취하도록 한다.

⑤ 노리개 젖꼭지는 사용하지 않는다.

12 아동이 이물질을 흡인하였을 경우 응급조치로 옳은 것은?

① 이물질 제거를 위해 손가락을 넣는다.

② 지속적으로 기침을 하게 하여 이물질을 뱉어내도록 한다.

③ 호흡곤란이 심할 경우 CPR을 시행한다.

④ 복부를 밀어내는 하임리히법을 사용한다.

⑤ 119에 신고 후 도착할 때까지 기다린다.

13 Triaxone 1g을 0.9% N/S 100mL에 mix하여 2시간 동안 주입되려면 시간당 몇 cc를 주어야 하는가?

① 25

② 50

③ 75

④ 100

⑤ 125

14 보건 교육의 일반적인 원리로 옳지 않은 것은?

① 건강에 대한 지식, 태도, 행위를 올바른 방향으로 변화시키는 것이 목적이다.

② 계획을 세우기 위해 명확한 목표설정이 필요하다.

③ 기본적인 지식이나 기능을 전달하기 위한 것이다.

④ 교육대상 및 교육대상이 속한 조직의 요구와 동기를 알아야 한다.

⑤ 연령, 교육 수준, 경제 수준에 맞게 실시하여야 한다.

15 A군 인격 장애 중 분열형 인격 장애의 진단기준으로 옳은 것은?

① 타인의 칭찬이나 비평에 무관심해 보인다.

② 자신의 성격이나 명성이 공격당했다고 느끼면 즉시 화를 내거나 반격한다.

③ 원한을 오랫동안 풀지 않는다.

④ 거만하고 방자한 행동과 태도를 보인다.

⑤ 괴이한 사고와 언어를 보인다.

16 우울증의 증상 중 정서적 행동 특성에 관한 것으로 옳은 것은?

① 무가치감   ② 자기비난

③ 흥미와 동기 상실   ④ 식욕부진

⑤ 수면장애

17 0.9% N/S 1L를 24시간 동안 주입해야 할 때 주입속도를 구하시오.(단, 소수점 첫째자리에서 반올림 한다)

① 12

② 13

③ 14

④ 15

⑤ 16

18 멸균법 중 아포를 포함한 모든 미생물을 파괴시키는 물리적인 방법으로, 관리 방법이 편리하고 독성이 없고 경제적이나, 열에 약한 제품(플라스틱, 고무) 등에는 적합하지 않은 멸균법은?

① 고압증기멸균

② 방사선멸균

③ E.O.가스멸균

④ 건열멸균

⑤ 과산화수소가스 플라즈마멸균

19 다음 빈칸에 들어갈 말로 옳은 것은?

> 체온상승 시 적용하는 미온수 스펀지 목욕은 (   )의 작용으로 열을 소실시킨다.

① 복사

② 전도

③ 대류

④ 증발

⑤ 투과

20 신체역학의 원리 중 옳지 않은 것은?

① 중력중심이 높을수록 안정성이 높아진다.

② 기저 면이 넓을수록 안정성이 높아진다.

③ 움직이는 물체와 표면 사이의 마찰이 감소하면 물체를 움직이는 힘이 적게 든다.

④ 물체를 들 때 무릎을 굽히고 가능하면 물체 가까이에 선다.

⑤ 동작 방향을 향해 서면 신체의 뒤틀림을 방지할 수 있다.

21 임신의 가정적 징후로 옳은 것은?

① 채드윅 징후

② 자궁수축

③ 태아심음 청취

④ 빈뇨

⑤ 산모의 태동 인지

22 질 향상 분석도구 중 문제를 일으킬 수 있는 모든 가능한 요인을 찾아내고 규명하여 문제의 원인을 더 자세하게 파악할 수 있도록 하는 도구로 뼈 그림이라고도 하는 것은?

① 인과관계도 　　　　　　② 런 차트

③ 파레토 차트 　　　　　　④ 흐름도

⑤ 히스토그램

23 감염병 예방 및 관리에 관한 법률에서 분류한 1군 감염병은?

① 홍역 　　　　　　　　　② 유행성이하선염

③ 디프테리아 　　　　　　④ 풍진

⑤ 일본뇌염

24 H/S 2L를 24시간 동안 주입하려 할 때 1방울 점적 시 소요시간은? (단, 소수점 첫째자리에서 반올림한다)

① 1   ② 2

③ 3   ④ 4

⑤ 5

25 Dopamine 800mg을 5% DW 500mL에 mix해서 4mcg/kg/min으로 주입하려면 infusion pump에 몇 cc/hr로 설정해야 하는가? (단, 환자의 체중 = 70kg)

① 8.5   ② 9.5

③ 10.5   ④ 11.5

⑤ 12.5

PART

V

면접

01 면접 준비

+ 면접의 원칙, 유형, 요령을 알아보세요.

1 면접의 기본 원칙

① **면접의 의미** : 면접이란 다양한 면접기법을 활용하여 지원한 직무에 필요한 능력을 지원자가 보유하고 있는지를 확인하는 절차라고 할 수 있다. 즉, 지원자의 입장에서는 채용 직무수행에 필요한 요건들과 관련하여 자신의 환경, 경험, 관심사, 성취 등에 대해 병원에 직접 어필할 수 있는 기회를 제공받는 것이며, 병원의 입장에서는 서류전형만으로 알 수 없는 지원자에 대한 정보를 직접적으로 수집하고 평가하는 것이다.

② **면접의 특징** : 면접은 병원의 입장에서 서류전형이나 필기전형에서 드러나지 않는 지원자의 능력이나 성향을 볼 수 있는 기회로, 면대면으로 이루어지며 즉흥적인 질문들이 포함될 수 있기 때문에 지원자가 완벽하게 준비하기 어려운 부분이 있다. 하지만 지원자 입장에서도 서류전형이나 필기전형에서 모두 보여주지 못한 자신의 능력 등을 어필할 수 있는 추가적인 기회가 될 수도 있다.

[서류 · 필기전형과 차별화되는 면접의 특징]

- 직무수행과 관련된 다양한 지원자 행동에 대한 관찰이 가능하다.
- 면접관이 알고자 하는 정보를 심층적으로 파악할 수 있다.
- 서류상의 미비한 사항과 의심스러운 부분을 확인할 수 있다.
- 커뮤니케이션 능력, 대인관계 능력 등 행동 · 언어적 정보도 얻을 수 있다.

③ 면접의 유형

    ㉠ **구조화 면접** : 구조화 면접은 사전에 계획을 세워 질문의 내용과 방법, 지원자의 답변 유형에 따른 추가 질문과 그에 대한 평가 역량이 정해져 있는 면접 방식으로 표준화 면접이라고도 한다.

      • 표준화된 질문이나 평가요소가 면접 전 확정되며, 지원자는 편성된 조나 면접관에 영향을 받지 않고 동일한 질문과 시간을 부여받을 수 있다.

      • 직무별 주요하게 도출된 역량을 기반으로 평가요소가 구성되며 조직 또는 직무에서 필요한 역량을 가진 지원자를 선발할 수 있다.

      • 표준화된 형식을 사용하는 특성 때문에 비구조화 면접에 비해 신뢰성과 타당성, 객관성이 높다.

    ㉡ **비구조화 면접** : 비구조화 면접은 면접 계획을 세울 때 면접 목적만을 명시하고 내용이나 방법은 면접관에게 전적으로 일임하는 방식으로 비표준화 면접이라고도 한다.

      • 표준화된 질문이나 평가요소 없이 면접이 진행되며, 편성된 조나 면접관에 따라 지원자에게 주어지는 질문이나 시간이 다르다.

      • 면접관의 주관적인 판단에 따라 평가가 이루어져 평가 오류가 빈번히 일어난다.

      • 상황 대처나 언변이 뛰어난 지원자에게 유리한 면접이 될 수 있다.

④ 경쟁력 있는 면접 요령

    ㉠ 면접 전에 준비하고 유념할 사항

      • 예상 질문과 답변을 미리 작성한다.

      • 작성한 내용을 문장으로 외우지 않고 키워드로 기억한다.

      • 지원한 병원의 최근 기사를 검색하여 기억한다.

      • 지원한 병원이 속한 산업군의 최근 기사를 검색하여 기억한다.

      • 면접 전 1주일간 이슈가 되는 뉴스를 기억하고 자신의 생각을 반영하여 정리한다.

ⓛ 면접장에서 유념할 사항

• 질문의 의도 파악

답변을 할 때에는 질문 의도를 파악하고 그에 충실한 답변이 될 수 있도록 질문사항을 유념해야 한다. 많은 지원자가 하는 실수 중 하나로 답변을 하는 도중 자기 말에 심취되어 질문의 의도와 다른 답변을 하거나 자신이 알고 있는 지식만을 나열하는 경우가 있는데, 이럴 경우 의사소통능력이 부족한 사람으로 인식될 수 있으므로 주의하도록 한다.

• 답변은 두괄식

답변을 할 때에는 두괄식으로 결론을 먼저 말하고 그 이유를 설명하는 것이 좋다. 미괄식으로 답변을 할 경우 용두사미의 답변이 될 가능성이 높으며, 결론을 이끌어 내는 과정에서 논리성이 결여될 우려가 있다. 또한 면접관이 결론을 듣기 전에 말을 끊고 다른 질문을 추가하는 예상치 못한 상황이 발생될 수 있으므로 답변은 자신이 전달하고자 하는 바를 먼저 밝히고 그에 대한 설명을 하는 것이 좋다.

• 지원한 병원의 미션·비전과 인재상을 기억

답변을 할 때에는 병원이 원하는 인재라는 인상을 심어주기 위해 지원한 병원의 미션·비전과 인재상 등을 염두에 두고 답변을 하는 것이 좋다. 모든 병원에 해당되는 두루뭉술한 답변보다는 지원한 병원에 맞는 맞춤형 답변을 하는 것이 좋다.

• 나보다는 병원과 사회적 관점에서 답변

답변을 할 때에는 자기중심적인 관점을 피하고 좀 더 넓은 시각으로 병원과 사회적 입장까지 고려하는 인재임을 어필하는 것이 좋다.

• 난처한 질문은 정직한 답변

난처한 질문에 답변을 해야 할 때에는 피하기보다는 정면 돌파로 정직하고 솔직하게 답변하는 것이 좋다. 난처한 부분을 감추고 드러내지 않으려 회피하려는 지원자의 모습은 입사 후에도 비슷한 상황에 처했을 때 회피할 수도 있다는 우려를 심어줄 수 있다. 따라서 간호사에 있어 중요한 덕목 중 하나인 정직을 바탕으로 솔직하게 답변을 하도록 한다.

2 면접의 종류 및 준비 전략

① 인성면접

　㉠ **면접 방식** : 인성면접은 면접관이 가지고 있는 개인적 면접 노하우나 관심사에 의해 질문을 실시한다. 주로 입사지원서나 자기소개서의 내용을 토대로 지원동기, 과거의 경험, 미래 포부 등을 이야기하도록 하는 방식이다.

　㉡ **판단기준** : 면접관의 개인적 가치관과 경험, 해당 역량의 수준, 경험의 구체성 · 진실성 등

　㉢ **특징** : 인성면접은 그 방식으로 인해 역량과 무관한 질문들이 많고 지원자에게 주어지는 면접질문, 시간 등이 다를 수 있다. 또한 입사지원서나 자기소개서의 내용을 토대로 하기 때문에 지원자별 질문이 달라질 수 있다.

　㉣ **예시 문항**

> • 1분 동안 자기소개를 해보십시오.
> • 자신의 장점과 단점을 말해보십시오.
> • 학점이 좋지 않은데 그 이유가 무엇입니까?
> • 최근에 인상 깊게 읽은 책은 무엇입니까?
> • 병원을 선택할 때 중요시하는 것은 무엇입니까?
> • 일과 개인생활 중 어느 쪽을 중시합니까?
> • 10년 후 자신은 어떤 모습일 것이라고 생각합니까?
> • 휴학 기간 동안에는 무엇을 했습니까?

　㉤ **준비전략** : 인성면접은 입사지원서나 자기소개서의 내용을 바탕으로 하는 경우가 많으므로 자신이 작성한 입사지원서와 자기소개서의 내용을 충분히 숙지하도록 한다. 또한 최근 사회적으로 이슈가 되고 있는 뉴스에 대한 견해를 묻거나 의료계 이슈 등에 대한 질문을 받을 수 있으므로 이에 대한 대비도 필요하다. 자칫 부담스러워 보이지 않는 질문으로 가볍게 대답하지 않도록 주의하고 모든 질문에 입사 의지를 담아 성실하게 답변하는 것이 중요하다.

② 토론면접

　㉠ **면접 방식** : 상호갈등적 요소를 가진 과제 또는 공통의 과제를 해결하는 내용의 토론 과제를 제시하고, 그 과정에서 개인 간의 상호작용 행동을 관찰하는 방식으로 면접이 진행된다.

　㉡ **판단기준** : 팀워크, 적극성, 갈등 조정, 의사소통능력, 문제해결능력 등

ⓒ 특징 : 토론을 통해 도출해 낸 최종안의 타당성도 중요하지만, 결론을 도출해 내는 과정에서의 의사소통능력이나 갈등상황에서 의견을 조정하는 능력 등이 중요하게 평가되는 특징이 있다.

ⓒ 예시 문항

> • 노조에 대하여 찬성하는가?
> • 간호간병통합에 대해 말해보시오.
> • 낙태죄 폐지에 대한 찬반토론
> • 의사파업 찬반토론

ⓒ 준비전략 : 토론면접은 무엇보다 팀워크와 적극성이 강조된다. 따라서 토론과정에 적극적으로 참여하며 자신의 의사를 분명하게 전달하며, 갈등상황에서 자신의 의견만 내세울 것이 아니라 다른 지원자의 의견을 경청하고 배려하는 모습도 중요하다. 갈등상황을 일목요연하게 정리하여 조정하는 등의 의사소통능력을 발휘하는 것도 좋은 전략이 될 수 있다.

③ 상황면접

㉠ 면접 방식 : 상황면접은 직무 수행 시 접할 수 있는 상황들을 제시하고, 그러한 상황에서 어떻게 행동할 것인지를 이야기하는 방식으로 진행된다.

㉡ 판단기준 : 해당 상황에 적절한 역량의 구현과 구체적 행동지표

㉢ 특징 : 실제 직무 수행 시 접할 수 있는 상황들을 제시하므로 입사 이후 지원자의 업무수행능력을 평가하는 데 적절한 면접 방식이다. 또한 지원자의 가치관, 태도, 사고방식 등의 요소를 통합적으로 평가하는 데 용이하다.

㉣ 예시 문항

> • 호흡곤란을 호소하는 환자와 콜 벨이 울리는 상황이 동시에 벌어진다면 어떻게 대처할 것인가?

㉤ 준비전략 : 상황면접은 먼저 주어진 상황에서 핵심이 되는 문제가 무엇인지를 파악하는 것에서 시작한다. 주질문과 세부질문을 통하여 질문의 의도를 파악하였다면, 그에 대한 구체적인 행동이나 생각 등에 대해 응답할수록 높은 점수를 얻을 수 있다.

⑤ 역할면접

  ㉠ **면접 방식** : 역할면접 또는 역할연기 면접은 병원 내 발생 가능한 상황에서 부딪히게 되는 문제와 역할을 가상적으로 설정하여 특정 역할을 맡은 사람과 상호작용하고 문제를 해결해 나가도록 하는 방식으로 진행된다. 역할연기 면접에서는 면접관이 직접 역할연기를 하면서 지원자를 관찰하기도 하지만, 역할연기 수행만 전문적으로 하는 사람을 투입할 수도 있다.

  ㉡ **판단기준** : 대처능력, 대인관계능력, 의사소통능력 등

  ㉢ **특징** : 역할면접은 실제 상황과 유사한 가상 상황에서의 행동을 관찰함으로서 지원자의 성격이나 대처 행동 등을 관찰할 수 있다. 특히 AI면접에서 출제된다.

  ㉣ **예시 문항**

  > • 응급실에 도착한 환자의 보호자가 빨리 봐주지 않는다면서 소리를 지르며 난동을 부리고 있다. 실제 업무상황이라고 생각하고 상황을 대처해보시오.

  ㉤ **준비전략** : 역할연기 면접에서 측정하는 역량은 주로 갈등의 원인이 되는 문제를 해결 하고 제시된 해결방안을 상대방에게 설득하는 것이다. 따라서 갈등해결, 문제해결, 조정 · 통합, 설득력과 같은 역량이 중요시된다. 또한 갈등을 해결하기 위해서 상대방에 대한 이해도 필수적인 요소이므로 고객 지향을 염두에 두고 상황에 맞게 대처해야 한다.

3 **면접 이미지 메이킹**

① 복장 : 대부분의 양복과 같은 면접 복장을 정해주지 않는다. 삼성병원의 경우에도 자율 복장으로 깔끔하게 준비하면 된다.

② 헤어스타일

　　㉠ 남성의 경우 : 장발이어도 청결함과 깔끔함을 강조할 수 있는 머리스타일을 만든다. 눈과 이마가 드러나도록 앞머리를 왁스나 스프레이 등 활용하여 정리한다. 염색은 자연스러운 갈색 외에는 피하는 것이 좋다.

　　㉡ 여성의 경우 : 자연스럽고 단정한 모양의 머리스타일을 한다. 웨이브가 심한 머리나 밝은 계열의 염색은 비하는 것이 좋다. 긴 머리의 경우 머리 망을 하거나 반 묶음하여 머리가 흘러내리지 않도록 깔끔하게 준비한다. 너무 크거나 화려한 액세서리는 불쾌감을 초래할 수 있으므로 주의한다. 진한 화장은 인상이 강해 보일 수 있으므로 자연스럽고 밝은 톤의 화장을 하는 것이 좋다.

③ 인사

　　㉠ 인사의 의미 : 인사는 예의범절의 기본이며 상대방의 마음을 여는 기본적인 행동이라고 할 수 있다. 인사는 처음 만나는 면접관에게 호감을 살 수 있는 가장 쉬운 방법이 될 수 있기도 하지만 제대로 예의를 지키지 않으면 지원자의 인성 전반에 대한 평가로 이어질 수 있으므로 각별히 주의해야 한다.

　　㉡ 인사의 핵심 포인트

　　　• 인사말 : 인사말을 할 때에는 밝고 친근감 있는 목소리로 하며, 자신의 이름과 수험번호 등을 간략하게 소개한다.

　　　• 시선 : 인사는 상대방의 눈을 보며 하는 것이 중요하며 너무 빤히 쳐다본다는 느낌이 들지 않도록 주의한다.

　　　• 표정 : 인사는 마음에서 우러나오는 존경이나 반가움을 표현하고 예의를 차리는 것이므로 살짝 미소를 지으며 하는 것이 좋다.

　　　• 자세 : 인사를 할 때에는 가볍게 목만 숙인다거나 흐트러진 상태에서 인사를 하지 않도록 주의하며 절도 있고 확실하게 하는 것이 좋다.

④ 시선처리와 표정, 목소리

　㉠ 시선처리와 표정 : 표정은 면접에서 지원자의 첫인상을 결정하는 중요한 요소이다. 얼굴표정은 사람의 감정을 가장 잘 표현할 수 있는 의사소통 도구로 표정 하나로 상대방에게 호감을 주거나, 비호감을 사기도 한다. 호감이 가는 인상의 특징은 부드러운 눈썹, 자연스러운 미간, 적당히 볼록한 광대, 올라간 입 꼬리 등으로 가볍게 미소를 지을 때의 표정과 일치한다. 따라서 면접 중에는 밝은 표정으로 미소를 지어 호감을 형성할 수 있도록 한다. 시선은 면접관과 고르게 맞추되 생기 있는 눈빛을 띄도록 하며, 너무 빤히 쳐다본다는 인상을 주지 않도록 한다.

　㉡ 목소리 : 면접은 주로 면접관과 지원자의 대화로 이루어지므로 목소리가 미치는 영향이 상당하다. 답변을 할 때에는 부드러우면서도 활기차고 생동감 있는 목소리로 하는 것이 면접관에게 호감을 줄 수 있으며 적당한 제스처가 더해진다면 상승효과를 얻을 수 있다. 그러나 적절한 답변을 하였음에도 불구하고 콧소리나 날카로운 목소리, 자신감 없는 작은 목소리는 답변의 신뢰성을 떨어뜨릴 수 있으므로 주의하도록 한다.

⑤ 자세

　㉠ 걷는 자세

　　• 면접장에 입실할 때에는 상체를 곧게 유지하고 발끝은 평행이 되게 하며 무릎을 스치듯 11자로 걷는다.

　　• 시선은 정면을 향하고 턱은 가볍게 당기며 어깨나 엉덩이가 흔들리지 않도록 주의한다.

　　• 발바닥 전체가 닿는 느낌으로 안정감 있게 걸으며 발소리가 나지 않도록 주의한다.

　　• 보폭은 어깨넓이만큼이 적당하지만, 스커트를 착용했을 경우 보폭을 줄인다.

　　• 걸을 때도 미소를 유지한다.

　㉡ 서있는 자세

　　• 몸 전체를 곧게 펴고 가슴을 자연스럽게 내민 후 등과 어깨에 힘을 주지 않는다.

　　• 정면을 바라본 상태에서 턱을 약간 당기고 아랫배에 힘을 주어 당기며 바르게 선다.

　　• 양 무릎과 발뒤꿈치는 붙이고 발끝은 11자 또는 V형을 취한다.

　　• 남성의 경우 팔을 자연스럽게 내리고 양손을 가볍게 쥐어 바지 옆선에 붙이고, 여성의 경우 공수 자세를 유지한다.

ⓒ 앉은 자세

- 의자 깊숙이 앉고 등받이와 등 사이에 주먹 1개 정도의 간격을 두며 기대듯 앉지 않도록 주의한다.
- 시선은 정면을 바라보며 턱은 당기고 미소를 짓는다.
- 양손을 가볍게 주먹을 쥐고 무릎 위에 올려둔다.
- 앉고 일어날 땡에는 자세가 흐트러지지 않도록 주의한다.

4 면접 예절

① 행동 관련 예절

ㄱ 지각은 절대금물 : 시간을 지키는 것은 예절의 기본이다. 지각을 할 경우 면접에 응시할 수 없거나, 면접 기회가 주어지더라도 불이익을 받을 가능성이 높아진다. 따라서 면접장소가 결정되면 교통편과 소요시간을 확인하고 가능하다면 사전에 미리 방문해보는 것도 좋다. 면접 당일에는 서둘러 출발하여 면접 시간 20~30분 전에 도착하여 병원을 둘러보고 환경에 익숙해지는 것도 성공적인 면접을 위한 요령이 될 수 있다.

ㄴ 면접 대기 시간 : 지원자들은 대부분 면접장에서의 행동과 답변 등으로만 평가를 받는다고 생각하지만 그렇지 않다. 면접관이 아닌 면접진행자 역시 대부분 인사실무자이며 면접관이 면접 후 지원자에 대한 평가에 있어 확신을 위해 면접진행자의 의견을 구한다면 면접진행자의 의견이 당락에 영향을 줄 수 있다. 따라서 면접 대기 시간에도 행동과 말을 조심해야 하며, 면접을 마치고 돌아가는 순간까지도 긴장을 늦춰서는 안 된다. 면접 중 압박적인 질문에 답변을 잘 했지만, 면접장을 나와 흐트러진 모습을 보이거나 욕설을 한다면 면접 탈락의 요인이 될 수 있으므로 주의해야 한다.

ㄷ 입실 후 태도 : 본인의 차례가 되어 호명되면 또렷하게 대답하고 들어간다. 만약 면접장 문이 닫혀 있다면 상대에게 소리가 들릴 수 있을 정도로 노크를 두세 번 한 후 대답을 듣고 나서 들어가야 한다. 문을 여닫을 때에는 소리가 나지 않게 조용히 하며 공손한 자세로 인사한 후 성명과 수험번호를 말하고 면접관의 지시에 따라 자리에 앉는다. 이 경우 착석하라는 말이 없는데 먼저 의자에 앉으면 무례한 사람으로 보일 수 있으므로 주의한다. 의자에 앉을 때에는 끝에 앉지 말고 무릎 위에 양손을 가지런히 얹는 것이 예절이라고 할 수 있다.

ⓔ **옷매무새를 자주 고치지 말라** : 일부 지원자의 경우 옷매무새 또는 헤어스타일을 자주 고치거나 확인하기도 하는데 이러한 모습은 과도하게 긴장한 것 같아 보이거나 면접에 집중하지 못하는 것으로 보일 수 있다.

ⓜ **다리를 떨거나 산만한 시선은 면접 탈락의 지름길** : 자신도 모르게 다리를 떨거나 손가락을 만지는 등의 행동을 하는 지원자가 있는데, 이는 면접관의 주의를 끌 뿐만 아니라 불안하고 산만한 사람이라는 느낌을 주게 된다. 따라서 가능한 한 바른 자세로 앉아 있는 것이 좋다. 또한 면접관과 시선을 맞추지 못하고 여기저기 둘러보는 듯한 산만한 시선은 지원자가 거짓말을 하고 있다고 여겨지거나 신뢰할 수 없는 사람이라고 생각될 수 있다.

② 답변 관련 예절

ⓖ **면접관이나 다른 지원자와 가치 논쟁을 하지 않는다** : 질문을 받고 답변하는 과정에서 면접관 또는 다른 지원자의 의견과 다른 의견이 있을 수 있다. 특히 평소 지원자가 관심이 많은 문제이거나 잘 알고 있는 문제인 경우 자신과 다른 의견에 대해 이의가 있을 수 있다. 하지만 주의할 것은 면접에서 면접관이나 다른 지원자와 가치 논쟁을 할 필요는 없다는 것이며 오히려 불이익을 당할 수도 있다. 정답이 정해져 있지 않은 경우에는 가치관이나 성장배경에 따라 문제를 받아들이는 태도에서 답변까지 충분히 차이가 있을 수 있으므로 굳이 면접관이나 다른 지원자의 가치관을 지적하고 고치려 드는 것은 좋지 않다.

ⓛ **답변은 항상 정직해야 한다** : 면접이라는 것이 아무리 지원자의 장점을 부각시키고 단점을 축소시키는 것이라고 해도 절대로 거짓말을 해서는 안 된다. 거짓말을 하게 되면 지원자는 불안하거나 꺼림칙한 마음이 들게 되어 면접에 집중을 하지 못하게 되고 수많은 지원자를 상대하는 면접관은 그것을 놓치지 않는다. 거짓말은 그 지원자에 대한 신뢰성을 떨어뜨리며 이로 인해 다른 스펙이 아무리 훌륭하다고 해도 채용에서 탈락하게 될 수 있음을 명심하도록 한다.

ⓒ **자기 자신이나 배경에 대해 자랑하지 않는다** : 자신의 성취나 부모 형제 등 집안사람들이 사회·경제적으로 어떠한 위치에 있는지에 대한 자랑은 면접관으로 하여금 지원자에 대해 오만한 사람이거나 배경에 의존하려는 나약한 사람이라는 이미지를 갖게 할 수 있다. 따라서 자기 자신이나 배경에 대해 자랑하지 않도록 하고, 자신이 한 일에 대해서 너무 자세하게 얘기하지 않도록 주의해야 한다.

5 면접 질문 및 답변 포인트

① 당신의 가정은 어떤 가정입니까?

면접관들은 지원자의 가정환경과 성장과정을 통해 지원자의 성향을 알고 싶어 이와 같은 질문을 한다. 비록 가정 일과 사회의 일이 완전히 일치하는 것은 아니지만 '가화만사성'이라는 말이 있듯이 가정이 화목해야 사회에서도 화목하게 지낼 수 있기 때문이다. 그러므로 답변 시에는 가족사항을 정확하게 설명하고 집안의 분위기와 특징에 대해 이야기하는 것이 좋다.

② 친구 관계에 대해 말해 보십시오.

지원자의 인간성을 판단하는 질문으로 교우관계를 통해 답변자의 성격과 대인관계능력을 파악할 수 있다. 새로운 환경에 적응을 잘하여 새로운 친구들이 많은 것도 좋지만, 깊고 오래 지속되어온 인간관계를 말하는 것이 더욱 바람직하다.

③ 당신의 PR포인트를 말해 주십시오.

PR포인트를 말할 때에는 지나치게 겸손한 태도는 좋지 않으며 적극적으로 자기를 주장하는 것이 좋다. 앞으로 입사 후 업무와 관련된 자기의 특성을 구체적인 일화를 더하여 이야기하도록 한다.

④ 당신의 장·단점을 말해 보십시오.

지원자의 구체적인 장·단점을 알고자 하기 보다는 지원자가 자기 자신에 대해 얼마나 알고 있으며 어느 정도의 객관적인 분석을 하고 있나, 그리고 개선의 노력 등을 시도하는지를 파악하고자 하는 것이다. 따라서 장점을 말할 때는 업무와 관련된 장점을 뒷받침할 수 있는 근거와 함께 제시하며, 단점을 이야기할 때에는 극복을 위한 노력을 반드시 포함해야 한다.

⑤ 가장 존경하는 사람은 누구입니까?

존경하는 사람을 말하기 위해서는 우선 그 인물에 대해 알아야 한다. 잘 모르는 인물에 대해 존경한다고 말하는 것은 면접관에게 바로 지적당할 수 있으므로, 추상적이라도 좋으니 평소에 존경스럽다고 생각했던 사람에 대해 그 사람의 어떤 점이 좋고 존경스러운지 대답하도록 한다. 또한 자신에게 어떤 영향을 미쳤는지도 언급하면 좋다.

⑥ 취미가 무엇입니까?

기초적인 질문이지만 특별한 취미가 없는 지원자의 경우 대답이 애매할 수밖에 없다. 그래서 가장 많이 대답하게 되는 것이 독서, 영화감상, 혹은 음악감상 등과 같은 흔한 취미를 말하게 되는데 이런 취미는 면접관의 주의를 끌기 어려우며 설사 정말 위와 같은 취미를 가지고 있다하더라도 제대로 답변하기는 힘든 것이 사실이다. 가능하면 독특한 취미를 말하는 것이 좋지만 업무에 지장을 줄 수 있는 익스트림 스포츠는 피한다.

⑦ 지금까지의 학교생활 중 가장 기억에 남는 일은 무엇입니까?

가급적 업무에 도움이 되는 경험을 이야기하는 것이 좋다. 또한 경험만을 간단하게 말하지 말고 그 경험을 통해서 얻을 수 있었던 교훈 등을 예시와 함께 이야기하는 것이 좋으나 너무 상투적인 답변이 되지 않도록 주의해야 한다.

⑧ 성적은 좋은 편이었습니까?

면접관은 이미 서류심사를 통해 지원자의 성적을 알고 있다. 그럼에도 불구하고 이 질문을 하는 것은 지원자가 성적에 대해서 어떻게 인식하느냐를 알고자 하는 것이다. 성적이 나빴던 이유에 대해서 변명하려 하지 말고 담백하게 받아들이고 그것에 대한 개선노력을 했음을 밝히는 것이 적절하다.

⑨ 왜 우리 병원을 지원했습니까?

이 질문은 어느 병원이나 가장 먼저 물어보는 것으로 지원자들은 병원의 이념, 복리후생 등 외적인 부분을 설명하는 경우가 많다. 이러한 답변도 적절하지만 지원 병원의 주요사업, 간호본부에서 추진하는 계획 등에 대한 입사동기를 설명한다면 상당히 주목 받을 수 있을 것이다.

⑩ 만약 이번 채용에 불합격하면 어떻게 하겠습니까?

불합격할 것을 가정하고 병원에 응시하는 지원자는 거의 없을 것이다. 이는 지원자를 궁지로 몰아넣고 어떻게 대응하는지를 살펴보며 입사 의지를 알아보려고 하는 것이다. 이 질문은 너무 깊이 들어가지 말고 침착하게 답변하는 것이 좋다.

⑪ 당신이 생각하는 바람직한 인재상은 무엇입니까?

간호사로서 또는 조직의 일원으로서의 자세를 묻는 질문으로 지원하는 병원에서 어떤 인재상을 요구하는 가를 알아두는 것이 좋으며, 평소에 자신의 생각을 미리 정리해두어 당황하지 않도록 한다.

⑫ 직무상의 적성과 보수의 많음 중 어느 것을 택하겠습니까?

이런 질문에서 병원 측에서 원하는 답변은 당연히 직무상의 적성에 비중을 둔다는 것이다. 그러나 적성만을 너무 강조하다 보면 오히려 솔직하지 못하다는 인상을 줄 수 있으므로 어느 한 쪽을 너무 강조하거나 경시하는 태도는 바람직하지 못하다.

⑬ 상사와 의견이 다를 때 어떻게 하겠습니까?

과거와 다르게 최근에는 상사의 명령에 무조건 따르겠다는 수동적인 자세는 바람직하지 않다. 병원에서는 때에 따라 자신이 판단하고 행동할 수 있는 직원을 원하기 때문이다. 그러나 지나치게 자신의 의견만을 고집한다면 이는 팀원 간의 불화를 야기할 수 있으며 팀 체제에 악영향을 미칠 수 있으므로 선호하지 않는다는 것에 유념하여 답해야 한다.

⑭ 성적이 좋지 않은데 이 정도의 성적으로 우리 병원에 입사할 수 있다고 생각합니까?

비록 자신의 성적이 좋지 않더라도 이미 서류심사에 통과하여 면접에 참여하였다면 병원에서는 지원자의 성적보다 성적 이외의 요소, 즉 성격·열정 등을 높이 평가했다는 것이라고 할 수 있다. 그러나 이런 질문을 받게 되면 지원자는 당황할 수 있으나 주눅 들지 말고 침착하게 대처하는 면모를 보인다면 더 좋은 인상을 남길 수 있다.

⑮ 우리 병원 원장님 함자를 알고 있습니까?

병원장 이름을 조사하는 것은 면접일을 통고받았을 때 이미 사전 조사되었어야 하는 사항이다. 단답형으로 이름만 말하기보다는 그 병원에 입사를 희망하는 지원자의 입장에서 답변하는 것이 좋다.

⑯ 당신은 이 병원에 적합하지 않은 것 같군요.

이 질문은 지원자의 입장에서 상당히 곤혹스러울 수밖에 없다. 질문을 듣는 순간 그렇다면 면접은 왜 참가시킨 것인가 하는 생각이 들 수도 있다. 하지만 당황하거나 흥분하지 말고 침착하게 자신의 어떤 면이 병원에 적당하지 않은지 겸손하게 물어보고 지적당한 부분에 대해서 고치겠다는 의지를 보인다면 오히려 자신의 능력을 어필할 수 있는 기회로 사용할 수도 있다.

02 삼성병원 면접기출

✚ 실제 면접기출문제로 연습을 해보세요. 더 많은 문제와 답변은 '상급종합병원 간호사 면접'에서 확인하세요.

1 강북삼성병원

① 인성면접

- 자기소개를 해보시오.

- 자신의 장단점을 말해보시오.

- 자기소개서에 있는 취미가 아닌 다른 취미를 더 가지고 있는가?

- 스트레스 해소방법이 있다면 말해보시오.

- 인사 후 간호직이 자신과 맞지 않는다고 생각이 든다면 어떻게 할 것인가?

- 지방에서 여기까지 지원한 이유를 말해보시오.

- 타 지역에서 어떻게 적응할 것인가?

- 최근에 가족에게 가장 감동받은 경험을 말해보시오.

- 간호학과에 오기 전 무엇을 했는가?

- 본받고 싶은 간호사와 본받고 싶지 않은 간호사가 있다면 말해보시오.

- 기억에 남는 환자가 있는가?

- 영어실력을 어떤 방식으로 활용할 것인가?

② 직무 및 상황대처

- 간호란 무엇이라고 생각하는가?

- IV를 하러 갔는데 환자가 자신이 신규인 것을 알고 거부하는 상황이라면 어떻게 대처할 것인가?

- 주사를 했는데 다른 환자에게 투약했다면 어떻게 대처할 것인가?

- 이제 막 일이 손에 익었는데 원하지 않는 부서로 로테이션 하게 될 경우 어떻게 대처할 것인가?

③ 병원 및 이슈

- 홈페이지에 나와 있는 내용을 제외한 지원동기를 말해보시오.

- 실습병원의 장단점을 말해보시오.

- 실습병동은 어디였으며 장단점에 대해 말해보시오.

- 어느 병원에 지원하였으며 지원한 이유와 우리병원과 다른 점을 말해보시오.

- 원하는 부서가 있는가? 그 이유를 말해보시오.

- 신규간호사가 적응하기 위해 개인이 해야 할 노력과 병원이 해야 할 노력을 말해보시오.

- 코로나에 대한 자신의 생각을 말해보시오.

- 의사 파업에 대한 자신의 생각을 말해보시오.

2 삼성서울병원

① 인성면접

- 학창 시절 별명이 있는가?

- 취미활동이 있는가?

- 학교생활 중 가장 재밌었던 활동이 무엇이었는가?

- 다른 사람이 당황했을 경우 대신 해결한 적이 있는가?

- 간호학과 지원동기를 말해보시오.

- 자신은 리더에 가까운가, 팔로워에 가까운가?

- 간호사가 되고 싶은 이유를 말해보시오.

- 최근 갈등상황의 사례와 해결방법을 말해보시오.

- 스트레스 해소방법이 있다면 말해보시오.

- 부모님이 자신에게 자주하시는 잔소리가 있는가?

- 입사 후 원하는 선배의 모습을 말해보시오.

- 스스로와의 약속을 어겼던 경험에 대하여 말해보시오.

- 환자가 되어본 경험이 있는가?

- 본인이 생각하는 간호사로서 중요한 덕목은 무엇인가?

- 간호사에게 필요한 역량은 무엇이라고 생각하는가?

- 실습 중 어려웠던 점이 있었는가?

- 실습 시 기억에 남는 환자와 간호과정을 말해보시오.

- 대학생활에서 후회했던 일화가 있는가, 있다면 말해보시오.

- 누구의 도움 없이 도전한 경험이 있다면 말해보시오.

- 간호사로서 힘들 것 같은 점 세 가지와 극복방법을 말해보시오.

- 화가 났을 경우 무엇을 하는가?

② 직무 및 상황대처

- 항암제 부작용의 종류를 말해보시오.

- 항암제 부작용호소 환자에게 필요한 간호중재를 말해보시오.

- 환자의 약 부작용이 심하여 보호자가 화를 낼 경우 어떻게 대처할 것인가?

- 신규일 경우 간호사를 바꿔달라고 요청한다면 어떻게 대처할 것인가?

- 환자와 일반인과의 소통 차이에 대하여 말해보시오.

- 상사와 말이 통하지 않을 경우 어떻게 소통을 증진할 것인가?

③ 병원 및 이슈

- 병원이 간호사의 행복을 위해 해줬으면 하는 3가지를 말해보시오.

- 지원하기 싫은 병동과 이유를 말해보시오.

- 지원하고 싶은 병동과 이유를 말해보시오.

- 병동의 직무기술에 대하여 말해보시오.

3 삼성창원병원

① 인성면접

- 자신의 장단점에 대하여 말해보시오.

- 우리병원 지원동기와 입사포부를 말해보시오.

- 입사 후 계획에 대해 말해보시오.

- 오랫동안 꾸준히 한 취미가 있는가?

- 마지막으로 하고 싶은 말이 있다면 말해보시오.

- 스트레스 해소법을 말해보시오.

- GSAT 준비를 얼마나 어떻게 하였는가? 몇 권, 몇 번을 읽었는가?

- 영어공부를 어떻게 공부하였는가?

- 간호사로서 최종목표를 말해보시오.

② 직무 및 상황대처

- 위절제술 후 생기는 합병증을 말해보시오.

- 덤핑신드롬환자의 간호에 대해 말해보시오.

- 낙상예방을 위한 간호에 대해 말해보시오.

- 저혈압이 나타날 경우 어떤 간호가 필요한가?

- 중환자실 근무 중 호흡곤란을 호소하는 환자가 왔다. 의사 처방이 나기 전 간호사가 독자적으로 수행할 수 있는 간호중재는 무엇인가?

- 수술 후 배액관 관리에 대해 말해보시오.

- 간질발작 환자 발견 시 간호에 대해 말해보시오.

• 수혈 전 확인사항에 대해 말해보시오.

• 공기매개 감염병의 종류와 관리방법에 대해 말해보시오.

• 협심증과 심근경색의 차이를 말해보시오.

• 간경변 환자는 어떤 관장을 해야 하는가? 어떤 약물을 사용하며 이유는 무엇인가?

• 의식이 있는 중환자실 환자에게 낙상예방교육을 해보시오.

• 수술을 앞둔 환자가 틀니를 빼지 않는다고 고집을 부릴경우 어떻게 할 것인가?

• 수혈간호에 대하여 말해보시오.

• COPD 환자에게 저농도 산소를 주는 이유를 말해보시오.

• 손 위생 언제 해야 하는가?

• 앙와위(Supine position)일 경우 욕창 호발부위를 말해보시오.

• 코로나 병동에 자원할 사람은 손들어보시오.

• 공기매개 감염병의 종류와 관리방법을 말해보시오.

• 수혈 중 부작용 발생 시 어떻게 대처할 것인가?

• IV유지 중인 환자가 주사부위에 통증을 호소하며 일혈을 보일 경우 어떻게 대처할 것인가?

③ 병원 및 이슈

- AI가 병원에서 사용되는 예시를 말해보시오.

- 간호사 삼교대에 대한 자신의 생각을 말해보시오.

- 야간전담간호사를 시킨다면 어떻게 할 것인가?

- 블라인드면접 진행에 대한 생각을 말해보시오.

- 우리병원의 핵심가치를 말해보시오.

- 우리병원이 아닌 다른 병원에도 지원하였는가?

- 우리 병원에서 얼마나 일할 것인지 구체적인 기간을 말해보시오.

- 삼성창원병원의 원장님 성함을 말해보시오.

- 삼성창원병원의 휴게실 이름을 말해보시오.

- 삼성창원병원을 한식에 비유하고 이유를 말해보시오.

- 삼성창원병원의 비전은 무엇인가?

- 삼성창원병원을 색에 비유하고 이유를 말해보시오.

- 삼성창원병원의 장점과 개선사항을 말해보시오.

- 새별널스를 보았는가?

- IT기술의 발달로 의료기술이 발전중이다. 개발되어 상용화되고 있는 것과 개발했으면 좋은 것이 있다면 말해보시오.

- 면접에서 새별널스(삼성창원 공식 유튜브 채널)가 도움이 되었는가?

- 커뮤니티에 우리병원에 대한 어떤 정보가 있었는지 말해보시오.

PART

VI

정답 및 해설

제1회 정답 및 해설

+ 실전 모의고사 제1회 : 18p

01.수리논리									
1	2	3	4	5	6	7	8	9	10
①	①	③	⑤	②	①	②	①	④	③
11	12	13	14	15	16	17	18	19	20
④	③	②	②	②	①	④	⑤	④	④

1 A에 남은 소금을 a라고 하면 B에 남아 있는 소금은 $60-a$이다. 이 작업을 n번 반복 했을 때 B에 남아 있는 소금은 $60-a_n$이고 $n+1$번 반복하면

A에서 B로 옮길 때

$$A = \frac{1}{2}a_n, \ \ B = 60 - a_n + \frac{1}{2}a_n \text{이고}$$

B에서 A로 옮길 때

$$a_{n+1} = \frac{1}{2}a_n + \frac{1}{2}\left(60 - \frac{1}{2}a_n\right) = \frac{1}{4}a_n + 30 \text{이다.}$$

$$\lim_{n \to \infty} a_{n+1} = \frac{1}{4}\lim a_n + 30 = \frac{1}{4}x + 30 = x$$

$$= x - \frac{1}{4}x = 30 \ = \frac{3}{4}x = 30$$

$$\therefore \ \ x = 40(\text{kg})$$

2 증발시킨 물의 양을 x라 하면 소금물의 농도는

$$\frac{30}{300-x} \times 100 = 30(\%)$$

$$\frac{30}{300-x} = \frac{30}{100} \ \to \ -3x + 900 = 300 \text{이므로} \ \ x = 200(\text{g})$$

3

36%의 설탕물 50g의 설탕의 양 : $\dfrac{36}{100} \times 50 = 18(\text{g})$

20%의 설탕물 50g의 설탕의 양 : $\dfrac{20}{100} \times 50 = 10(\text{g})$

$\dfrac{18+10}{100+50+50} \times 100 = \dfrac{28}{200} \times 100 = 14(\%)$

4 연필의 개수 : x, 볼펜의 개수 : y

$800x + 1{,}000y = 36{,}000$

$4x + 5y = 180$

x, y의 순서쌍 $(20,\ 20)$을 대입해보면 합이 40개가 된다.

여기에서 x의 값을 줄이면 합의 개수가 줄어들게 되므로 x의 개수가 늘어나야 한다.

y가 5의 배수이므로 $4x$의 값은 일의 자리가 0인 값이 되어야 한다.

x, y의 순서쌍은 다음과 같다.

$(25,\ 16) = 41$, $(30,\ 12) = 42$, $(35,\ 8) = 43$, $(40,\ 4) = 44$, $(45,\ 0) = 45$

따라서 46은 물건 개수의 총합이 될 수 없다.

5 물건 1개의 구입가격을 1원이라고 가정하면 x는 1.6원이 된다.

$1.6 \times 40 + 1.6\left(1 - \dfrac{y}{100}\right) \times 60 = 100$

$64 + 96\left(1 - \dfrac{y}{100}\right) = 100$

$96\left(1 - \dfrac{y}{100}\right) = 36$

$1 - \dfrac{y}{100} = \dfrac{3}{8}$

$\dfrac{y}{100} = \dfrac{5}{8}$

$8y = 500$

$\therefore\ y = 62.5$

6 이앙기 B의 속도 : x, 이앙기 A의 속도 : $2x$

이앙기 B의 속도를 구하면,

$2x \times 1 + x \times 1 = 2,400$

$3x = 2,400$

$x = 800 (\mathrm{m^2/hr})$

$2,400\mathrm{m^2}$의 논을 $800\mathrm{m^2/hr}$의 속도로 모내기하면 3시간이 걸린다.

7 한 시간 동안 A의 효율 : $\dfrac{1}{6}$

한 시간 동안 B의 효율 : $\dfrac{1}{4}$

한 시간 동안 C의 효율 : $\dfrac{1}{3}$

$\left(\dfrac{1}{6} + \dfrac{1}{4} + \dfrac{1}{3} \right) \times x = 1$

$\dfrac{9}{12} x = 1$

$\therefore x = \dfrac{4}{3}$

$60 \times \dfrac{4}{3} = 80(분)$, 즉 1시간 20분이 걸린다.

8 일의 양 : W

A : 하루에 $\dfrac{1}{10} W$

B : 하루에 $\dfrac{1}{15} W$

두 명이 같이 일한 일수를 x라고 하면,

$\left(\dfrac{1}{10} W + \dfrac{1}{15} W \right) x + \dfrac{1}{10} W \times 5 = W$

$\therefore x = 3(일)$

9 1일 동안 울리는 알람 소리를 모두 더해보면 다음과 같다.

$(1 + 2 + 3 + \cdots + 11 + 12) \times 2 = 156$번

따라서 오후 5시 30분부터 시작해서 다음날 오후 5시 30분까지 알람 소리는 모두 156번 울리게 된다. 그러므로 다음 날 오후 6시 30분까지는 $156 + 6 = 162$번 울리고 다시 그 날 오후 7시 30분까지는 $162 + 7 = 169$번 울리게 된다. 따라서 정확히 170번째의 알람 소리가 울리는 것은 그 날 오후 8시 정각이 된다.

10 남성 응답자 500명의 평균 독서량이 8.0권이므로 총 독서량은 $500 \times 8 = 4{,}000$권이다. 응답자 중 연간 1권도 읽지 않은 사람을 제외한 남성 독서자의 수는 $500 \times (100 - 23.2)\% = 384$명으로 남성 독서자의 연간 독서량은 $\dfrac{4{,}000}{384} = 10.416\cdots$, 따라서 10권이다.

11 여성 응답자 500명의 평균 독서량이 10.0권이므로 총 독서량은 $500 \times 10 = 5{,}000$권이다. 응답자 중 연간 1권도 읽지 않은 사람을 제외한 여성 독서자의 수는 $500 \times (100 - 23.4)\% = 383$명으로 여성 독서자의 연간 독서량은 $\dfrac{5{,}000}{383} = 13.054\cdots$, 따라서 13권이다.

12 불량률

	A출판사	B출판사	C출판사
국어교재	10%	4.8%	5.3%
수학교재	6.3%	5.3%	7.1%
영어교재	7.7%	6.3%	5.6%

① 수학교재의 불량률은 C출판사가 가장 높다.
② 국어교재의 불량률은 A출판사가 C출판사의 2배 이하이다.
④ 영어교재의 불량률은 C출판사가 가장 낮다.
⑤ 영어교재의 불량률은 C출판사가 가장 낮다.

13 주어진 2개의 자료를 통하여 다음과 같은 상세 자료를 도출할 수 있다.

(단위 : 건, %)

연도	노선	1호선	2호선	3호선	4호선	합
2019	아동	37	159	11	2	209
	범죄율	17.7	76.1	5.3	1.0	
	비아동	187	112	71	37	407
	범죄율	45.9	27.5	17.4	9.1	
	전체	224	271	82	39	616
	전체 범죄율	36.4	44.0	13.3	6.3	
2020	아동	63	166	4	5	238
	범죄율	26.5	69.7	1.7	2.1	
	비아동	189	152	34	56	431
	범죄율	43.9	35.3	7.9	13.0	
	전체	252	318	38	61	669
	전체 범죄율	37.7	47.5	5.7	9.1	

따라서 이를 근거로 〈보기〉의 내용을 살펴보면 다음과 같다.
㉠ 2020년 비아동 상대 범죄 발생건수는 3호선이 71건에서 34건으로 전년보다 감소하였다. (X)
㉡ 2020년의 전년 대비 아동 상대 범죄 발생건수의 증가폭은 238-209 = 29건이며, 비아동 상대 범죄 발생건수의 증가폭은 431-407 = 24건이 된다. (O)
㉢ 2020년의 노선별 전체 범죄율이 10% 이하인 노선은 5.7%인 3호선과 9.1%인 4호선으로 2개이다. (X)
㉣ 2호선은 2019년과 2020년에 각각 44.0%와 47.5%의 범죄율로, 두 해 모두 전체 범죄율이 가장 높은 노선이다. (O)

14 ㉠ 제주, 서울, 부산, 충남, 경기, 인천 6곳이 2%를 넘고 있다. (X)
㉡ 제주는 서비스업 생산에서 약 3%p의 증감률 차이를 보이고 있으며, 소매 판매에서도 5%p 이상의 차이를 보이고 있어 가장 큰 증감률 차이를 보이는 곳이다. (O)
㉢ 제주와 서울 2곳이다. (X)
㉣ 두 그래프에서 이들 지역의 20년 3분기의 수치는 20년 2분기의 수치보다 방사형 그래프의 안쪽에 위치하므로 증감률이 더 낮아진 지역이 된다. (O)

15 • 보고서 첫 번째 문장에서 2019년 투신자살이 27건으로 철도교통사고 건수의 90%라고 했으므로 총 철도교통사고 건수는 30건이다. 그리고 전년대비 증감이 + 4이므로 ㉠은 26이다.
• 보고서 두 번째 문장에서 2019년 철도안전사상사고 1건당 피해자 수는 1명이고, 모두 직원이라고 하였으므로 ㉢은 3이다. 그리고 사고 건수가 8건이므로 전년대비 증감으로 보아 ㉡는 9이다.
• 보고서 세 번째 문장에서 2019년에 규정위반, 급전장애, 신호장애, 차량고장을 제외한 운행장애가 3건이라고 하였으므로 ㉺는 2이다. 그리고 〈표 1〉에서 2019년도 운행장애는 3건이므로 운행장애 원인은 차량탈선과 기타 뿐이다. 따라서 〈표 3〉의 신호장애는 0이 되고 전년대비 증감에 따라서 ㉣는 1이다.

16 A : $20,000,000 + 10(2,000 \times 1,700) = 54,000,000$원

D : $35,000,000 + 10(1,000 \times 1,700) = 52,000,000$원

따라서 A자동차의 필요경비가 D자동차의 필요경비보다 많다.

17 교육비 증가율 $= \dfrac{\text{해당연도 교육비} - \text{전년도 교육비}}{\text{전년도 교육비}} \times 100$

① 2017년 대비 2018년도의 전체 교육비 증가율은 0.13, 2018년 대비 2019년도의 전체 교육비 증가율은 0.09이다. 따라서 전체교육비의 전년대비 증가율이 하락했다.

② 기타 교육비/전체 교육비를 계산해보면 가장 높은 연도는 2020년도이다.

③ 2020년도 중등교육비는 전년도보다 줄었다.

④ 2019년 학원 교육비 전년대비 증가율은 0.04이고, 2018년 증가율은 0.16이다.

⑤ 2018년도 고등교육비는 정규교육비의 57%이다.

18 ㉠ 면적 대비 총 생산액 : 수도권 4.05/충청권 0.72/호남권 0.49/제주권 0.5/강원권 0.15/대경권 0.49/동남권 1.38

㉡ 면적 대비 농·임·어업 생산액 : 수도권 1.04/충청권 1.11/호남권 1.28/제주권 3.67/강원권 0.36/대경권 0.77/동남권 1.2

㉢ 인구대비 제조업 생산액 : 수도권 0.64/충청권 1.7/호남권 1.09/제주권 0.09/강원권 0.3/대경권 1.37/동남권 1.56

19
- 갑 $= (145 \times 3) + (72 \times 4) = 723$
- 을 $= (170 \times 3 \times 0.8) + (72 \times 4 \times 1.2) = 753.6$
- 병 $= (110 \times 3) + (60 \times 5 \times 1.2) = 690$
- 정 $= (100 \times 4 \times 0.8) + (45 \times 6) = 590$
- 무 $= (75 \times 5) + (35 \times 6 \times 1.2) = 627$

20 ㉣ 1980년 대비 2015년에는 15 ~ 64세 인구 비율이 A국, C국은 감소하였고 B국은 변함없다. 반면, 65세 이상 인구 비율은 A ~ C국 모두 높아진 것으로 보아 A ~ C국의 노년 부양비가 모두 증가했음을 알 수 있다.

02.추리논리									
1	**2**	**3**	**4**	**5**	**6**	**7**	**8**	**9**	**10**
⑤	③	⑤	④	③	②	⑤	④	③	⑤
11	**12**	**13**	**14**	**15**	**16**	**17**	**18**	**19**	**20**
①	②	①	⑤	②	①	①	③	④	⑤
21	**22**	**23**	**24**	**25**	**26**	**27**	**28**	**29**	**30**
③	①	①	②	⑤	②	④	①	③	②

1 조건을 정리하면 '건강 → 운동 → 등산', '산 → 등산'이 된다.
따라서 결론은 '건강을 중요시하는 사람은 등산을 좋아한다'가 된다.

2 두 번째 정보에서 테이블 1개와 의자 1개는 서류장 2개의 가격과 같음을 알 수 있다.
세 번째 정보에서 두 번째 정보를 대입하면 테이블 1개는 의자 1개와 서류장 1개의 가격과 같아진다는 것을 알 수 있다.
그러므로 서류장 10개와 의자 10개의 가격은 테이블 10개의 가격과 같다.

3 오름차순으로 정리되어 있으므로 마지막 숫자가 8이다. 따라서 앞의 세 개의 숫자는 1~7까지의 숫자들이며, 이를 더해 12
가 나와야 한다. 8을 제외한 세 개의 숫자가 4이하의 숫자만으로 구성되어 있다면 12가 나올 수 없으므로 5, 6, 7 중 하
나 이상의 숫자는 반드시 사용되어야 한다. 또한 짝수와 홀수가 각각 2개씩이어야 한다.
세 번째 숫자가 7일 경우 앞 두 개의 숫자의 합은 5가 되어야 하므로 1, 4 또는 2, 3이 가능하여 1478, 2378의 비밀번호
가 가능하다.
세 번째 숫자가 6일 경우 앞 두 개의 숫자는 모두 홀수이면서 합이 6이 되어야 하므로 1, 5가 가능하나, 이 경우 1568의 네
자리는 짝수가 연이은 자릿수에 쓰였으므로 비밀번호 생성이 불가능하다.
세 번째 숫자가 5일 경우 앞 두 개의 숫자의 합은 7이어야 하며 홀수와 짝수가 한 개씩 이어야 한다. 따라서 3458이 가능하다.
결국 가능한 비밀번호는 1478, 2378, 3458의 세 가지가 되어 이 비밀번호에 쓰일 수 없는 숫자는 6이 되는 것을 알 수 있다.

4 부자 → 자동차 → 금반지
~ 금반지 → ~ 자동차 → ~ 부자
수정이는 자동차가 없으므로 부자가 아니다.

5 운전하는 사람은 난폭할 수도 있고 그렇지 않을 수도 있다. 따라서 철수의 아버지가 난폭한지 아닌지는 알 수 없다. 영수의
아버지는 난폭하므로 참을성이 없다.

6 첫 번째 조건에서 서 과장 선정 시 이 대리는 반드시 선정되어야 한다. 또한 두 번째 조건에서 이 대리가 선정되면 엄 대리는 선정되지 않으므로 결국 이 대리와 엄 대리, 서 과장과 엄 대리는 함께 선정될 수 없다.

세 번째 조건에서 최 사원 선정 시 서 과장은 반드시 참여해야 한다. 네 번째 조건의 대우 명제를 살펴보면, 엄 대리가 선정될 때 조 사원도 선정된다는 것을 알 수 있다.

따라서 서 과장과 이 대리, 최 사원과 서 과장은 반드시 함께 선정되어야 하므로 서 과장 + 이 대리 + 최 사원 세 명이 반드시 함께 선정되어야만 하며, 엄 대리와 조 사원 역시 함께 선정된다는 사실을 알 수 있다.

따라서 2명을 선정할 경우, 항상 함께 선정되어야만 하는 인원과 제한 인원 2명과의 모순 관계가 없는 엄 대리와 조 사원이 선정되어야 한다.

7 □ ABCD → A + 4, B + 4, C + 4, D + 4
△ ABCD → A + 3, B + 3, C + 3, D + 3
○ ABCD → A − 1, B − 1, C − 1, D − 1

A	B	C	D	E	F	G	H	I	J	K	L	M	N	O	P	Q	R	S	T	U	V	W	X	Y	Z
1	2	3	4	5	6	7	8	9	10	11	12	13	14	15	16	17	18	19	20	21	22	23	24	25	26

FOOT → IRRW → HQQV

8 PALJ → TEPN → XITR

9 MOMO → LNLN → PRPR

10 LONG → ORQJ → NQPI

11 BKDJ → AJCI → ZIBH

ㄱ	ㄴ	ㄷ	ㄹ	ㅁ	ㅂ	ㅅ	ㅇ	ㅈ	ㅊ	ㅋ	ㅌ	ㅍ	ㅎ
1	2	3	4	5	6	7	8	9	10	11	12	13	14

ㄱㅎㅁㄴ → ㅁㄹㅈㅂ → ㅇㅅㅌㅈ

13 ㄱㅊㅅㄴ → ㄹㅍㅊㅁ → ㅇㄷㅎㅈ

14 ㅊㅎㄴㅅ → ㅎㄹㅂㅋ → ㅍㄷㅁㅊ

15 ㅂㅈㄷㅊ → ㅈㅌㅂㅍ → ㅇㅋㅁㅌ

16 ㄷㄱㅌㅇ → ㄴㅎㅋㅅ → ㄱㅍㅊㅂ

17 A가 육각형이라고 가정하면 정이 진술한 내용에서 E가 사각형이 될 수 없다. E가 사각형이 될 수 없으므로 을이 진술한 내용에서 B는 오각형이다. B가 오각형이므로 병이 진술한 내용에서 D는 오각형이 될 수 없으므로 C는 원이 된다. 그리고 C가 원이라면 갑이 진술한 내용에서 C는 삼각형이 될 수 없으므로 D는 사각형이 된다. 그러면 E는 삼각형이 된다.
그러므로 A = 육각형, B = 오각형, C = 원, D = 사각형, E = 삼각형이 된다.

18 ㉠ "옆에 범인이 있다"고 진술한 경우를 ○, "옆에 범인이 없다"고 진술한 경우를 ×라고 하면

1	2	3	4	5	6	7	8	9
○	×	×	○	×	○	○	○	×
							시민	

• 9번이 범인이라고 가정하면

9번은 "옆에 범임이 없다"고 진술하였으므로 8번과 1번 중에 범인이 있어야 한다. 그러나 8번이 시민이므로 1번이 범인이 된다. 1번은 "옆에 범인이 있다"라고 진술하였으므로 2번과 9번에 범인이 없어야 한다. 그러나 9번이 범인이므로 모순이 되어 9번은 범인일 수 없다.

• 9번이 시민이라고 가정하면

9번은 "옆에 범인이 없다"라고 진술하였으므로 1번도 시민이 된다. 1번은 "옆에 범인이 있다"라고 진술하였으므로 2번은 범인이 된다. 2번은 "옆에 범인이 없다"라고 진술하였으므로 3번도 범인이 된다. 8번은 시민인데 "옆에 범인이 있다"라고 진술하였으므로 9번은 시민이므로 7번은 범인이 된다. 그러므로 범인은 2, 3, 7번이고 나머지는 모두 시민이 된다.

㉡ 모두가 "옆에 범인이 있다"라고 진술하면 시민 2명, 범인 1명의 순으로 반복해서 배치되므로 옳은 설명이다.

㉢ 다음과 같은 경우가 있음으로 틀린 설명이다.

1	2	3	4	5	6	7	8	9
○	○	○	○	○	○	○	×	○
범인	시민	시민	범인	시민	범인	시민	시민	시민

19 학교에 일찍 등교하는 학생은 찬미이고, 부지런한 사람은 자기 시간이 많으므로 ④가 정답이다.

20 A는 D보다 빠르고, D는 C보다 느리므로 ⑤가 정답이다.

21 인터넷에서 정보를 찾을 수 있고, 국어사전에서 단어를 찾을 수 있다.

22 반죽은 밀가루를 가지고 만들 수 있고, 타이어는 고무를 가지고 만들 수 있다.

23 원숭이는 익은 바나나만을 좋아하므로 '작은 바나나는 익지 않았다'는 전제가 있어야 결론을 도출 할 수 있다.

24 결론이 참이 되기 위해서는 '골을 많이 넣은 선수는 팀에 공헌도가 높다' 또는 이의 대우인 '팀에 공헌도가 높지 않은 선수는 골을 많이 넣지 못한 선수이다'가 답이 된다.

25 정이 1층에 거주하므로 세 번째 조건에 의해 2층에 무가 거주할 수 없다. 또한 네 번째 조건에서 병도 2층에 거주하지 않는다 하였으므로 2층에 거주할 수 있는 사람은 갑 또는 을이다. 이것은 곧, 3, 4, 5층에 병, 무, 갑 또는 을이 거주한다는 것이 된다. 두 번째 조건에 의해 병과 무가 연이은 층에 거주하지 않으므로 3, 5층에는 병과 무 중 한 사람이 거주하며 2, 4층에 갑과 을 중 한 사람이 거주하는 것이 된다.
따라서 보기 ①~④의 내용은 모두 모순되는 것이 되며, 보기 ⑤에서와 같이 무가 3층에 거주한다면 병이 5층에 거주하게 된다.

26 KIMM → IMMK → MMKI의 과정을 거친다.

※ 각 기호의 규칙
　☺ : 맨 앞자리의 문자를 맨 뒤로 보낸다.
　☻ : 맨 끝자리 문자를 삭제한다.
　◉ : 맨 앞자리의 문자와 맨 끝자리의 문자를 바꾼다.
　✿ : 맨 앞자리 문자에 O를 더한다.

27 JLPOKKI → ILPOKKJ → ILPOKK의 과정을 거친다.

※ 각 기호의 규칙
　☺ : 맨 앞자리의 문자를 맨 뒤로 보낸다.
　☻ : 맨 끝자리 문자를 삭제한다.
　◉ : 맨 앞자리의 문자와 맨 끝자리의 문자를 바꾼다.
　✿ : 맨 앞자리 문자에 O를 더한다.

28 BOURGEOIS → OBOURGEOIS → SBOURGEOIO → BOURGEOIOS의 과정을 거친다.

※ 각 기호의 규칙
☺ : 맨 앞자리의 문자를 맨 뒤로 보낸다.
☻ : 맨 끝자리 문자를 삭제한다.
◉ : 맨 앞자리의 문자와 맨 끝자리의 문자를 바꾼다.
☼ : 맨 앞자리 문자에 O를 더한다.

29 YOUI → YOU의 과정을 거쳐 UOY이 되기 위해서는 맨 앞자리의 문자와 맨 끝자리의 문자를 바꾸는 도식 ◉가 들어가야 한다.

※ 각 기호의 규칙
☺ : 맨 앞자리의 문자를 맨 뒤로 보낸다.
☻ : 맨 끝자리 문자를 삭제한다.
◉ : 맨 앞자리의 문자와 맨 끝자리의 문자를 바꾼다.
☼ : 맨 앞자리 문자에 O를 더한다.

30 PPONGGJ → OPPONGGJ → JPPONGGO → PPONGGOJ의 과정을 거친다.

※ 각 기호의 규칙
☺ : 맨 앞자리의 문자를 맨 뒤로 보낸다.
☻ : 맨 끝자리 문자를 삭제한다.
◉ : 맨 앞자리의 문자와 맨 끝자리의 문자를 바꾼다.
☼ : 맨 앞자리 문자에 O를 더한다.

1	2	3	4	5	6	7	8	9	10
①	②	②	②	①	④	④	④	②	③
11	**12**	**13**	**14**	**15**	**16**	**17**	**18**	**19**	**20**
②	③	⑤	④	①	③	③	⑤	④	④
21	**22**	**23**	**24**	**25**					
②	④	①	⑤	⑤					

1 성인간호학
② T − 관 담도조영술
③ 경피 경간 담도조영술
④ 방울주입 담관조영술
⑤ 경구 담낭조영술

2 모성 · 여성건강간호학
풍진은 감염 환자의 재채기에서 나오는 작은 점적을 통하여 전파되는 바이러스성 감염이다. 감염된 모체는 발진, 근육통 등이 나타나고 태아는 유산, 선천성 기형, 사망까지 초래한다. 풍진은 생백신이므로 생백신 접종 후 모체에 풍진 감염이 발생할 수 있기 때문에 임부가 예방접종을 받는 것은 금기이다.

3 약물계산
$1000(cc) \times 20/10(hr) \times 60(min) = 100/3 = 33.3333\cdots = 33gtt/min$

4 성인간호학
간비대와 복수는 우심부전의 증상이다.

※ 심부전
• 좌심부전 : 폐울혈이나 호흡기계 조절기전의 장애로 인해 나타난다. 기침은 좌심부전의 흔한 증상으로, 거품이 많고 피가 섞인 객담이 다량 배출될 수 있다. 신장의 변화는 좌심부전과 우심부전 모두에서 발생할 수 있으나, 좌심부전에서 더 심하게 나타난다.
• 우심부전 : 말초부종과 신체기관에 정맥울혈이 발생한다. 의존성 부종은 우심부전의 초기징후이다. 간에 정맥울혈이 생기면, 간비대와 복통이 유발된다.

5 성인간호학

요산결석은 요산에 의하여 형성되며 체내 단백질 대사와 퓨린대사 장애로 발생한다. 고단백식사를 계속하거나 퓨린대사 장애가 있는 통풍 환자에게서 발생한다.

6 정신간호학

일주기 리듬 수면 – 각성장애의 중재로 원하는 수면 시간에 도달할 때까지 취침시간을 지연시키도록 한다.

※ **불면장애**

불면장애는 뚜렷한 신체적, 정신적 원인 없이 잠을 자지 못하거나 수면 상태를 유지하지 못하는 장애이다. 주말 포함 기상 시간을 지키며, 낮에 불필요한 낮잠은 피하도록 한다. 아무리 적게 자도 다음날 제시간에 일어나 규칙적인 수면 시간을 갖도록 한다. 또한, 수면과 관계없는 자극은 침실에서 제거하고, 술, 담배, 각성음료 등 중추신경계 작용물질은 피해야 한다. 낮에는 적당한 활동량과 자극량을 유지하며, 밤에 잠이 오지 않아 초조하거나 화가 날 땐 억지로 자려고 하지 말고 불을 켜고 침실에서 나와 다른 무언가를 하도록 한다. 억지로 자려고 애쓰면 각성을 더 악화시킬 수 있다.

7 성인간호학

④ 두개내압이 상승한 환자, 유두 부종 환자, 뇌종양이 의심되는 환자는 뇌척수액의 갑작스러운 제거로 뇌구조가 대후두공으로 탈출되어 연수의 생명 중추에 압력이 가해질 수 있으므로 요추 천자를 시행하면 안 된다.
① 척수 신경이 L1 – 2까지 내려와 있으므로 L3 – L4 또는 L4 – L5 사이에 요추 천자를 시행해야 신경 손상을 줄일 수 있다.
② 정상적인 뇌척수압은 60 ~ 180mmH$_2$O(5 ~ 15mmHg)이며 상승 시 뇌내출혈, 종양, 부종이 의심된다.
③ 정상적인 뇌척수액은 무색, 투명하며 혼탁 시 감염이 의심된다.
⑤ 요추 천자 후에는 척수성 두통을 감소시키기 위해 머리를 들지 않고 반듯한 자세로 누워 있어야 한다.

8 성인간호학

신경성 쇼크는 교감 신경계 손상으로 평활근과 혈관이 이완이 이완되어 발생한다. 서맥, 저혈압, 피부 건조 등의 증상이 나타난다.

※ **쇼크의 종류**
• **저혈량성 쇼크** : 원인으로 화상, 출혈, 탈수 등에 의한 체순환 혈액량 감소가 있으며, 수축기 혈압이 저하되고 맥박이 100회 이상으로 빨라진다. 먼저 출혈부위를 압박하고, 기도확보를 한다. 산소를 투여하며 체액 손실을 조절해 순환 혈액량을 증가시켜야 한다.
• **심인성 쇼크** : 심박출량 감소, 심근경색, 부정맥 등이 원인이 될 수 있으며 빈맥, 저혈압, 맥압 저하 등의 증상이 나타난다. 산소를 투여해주고 심근경색 및 부정맥 조절을 위해 약물을 투여한다.
• **패혈성 쇼크** : 혈액 내 세균 감염으로 전신 혈관이 확장되고 혈압이 저하되면서 나타난다. 안절부절못하고 호흡성 산증이 나타난다. 혈압상승제 투여 및 항생제 치료를 시행하며 산 – 염기 균형을 유지해준다.
• **신경성 쇼크** : 약물 과다복용, 척추 손상 등으로 교감신경계가 손상되어 발생할 수 있다. 서맥, 저혈압 등의 증상이 나타나며 기도유지, 혈압유지, 심박출량 유지 등의 중재를 해준다.
• **아나필락틱 쇼크** : 약물, 음식, 독, 곤충 등에 대한 과민반응으로 혈압 저하, 혈관 확장으로 인한 두통, 호흡기계 억압, 의식 수준 저하 등의 증상이 나타난다. 기도를 유지해주고 항히스타민, 기관지확장제, corticosteroid를 주사한다.

9 기본간호학

폐포의 과다 환기 증상으로는 빈맥, 흉통, 가벼운 두통, 사지저림, 집중력 감퇴, 심장마비 등이 있고, 폐포의 과소 환기 증상으로는 어지러움, 지남력 상실, 심부정맥, 경련, 심장마비, 기면, 무력, 홍조 피부 등이 있다.

10 성인간호학

①②③④ 안압 상승 방지를 위해 머리를 30도 정도 올리고 수술하지 않은 쪽으로 눕게 하며, 필요 시 배변완화제를 투여한다. 또한, 기침 및 재채기를 최소한으로 하도록 하고 고개를 숙이지 않도록 한다. 부드러운 식사 제공도 안압 상승을 예방하는 방법 중 하나이다.

⑤ 백내장 수술 후 제일 우선적으로 간호해야 할 것은 안압 상승 예방이다. 통증 조절은 안압 상승 예방 다음으로 중재해야 할 문제다.

11 기본간호학

① 절석위
③ 파울러 체위
④ 복부 잭나이프 체위
⑤ 역 트렌델렌버그 체위

12 성인간호학

고관절전치환술 후 가장 흔한 합병증인 정맥혈전색전증은 심부정맥혈전증으로 발현될 수 있다. 위험요인으로는 30분 이상의 외과적 시술, 고령의 대상자, 혈전색전증의 과거력, 정맥정체, 장기간의 부동, 뇌졸중 등이 있다. 혈액 응고는 종아리 부위에서 형성되어 무릎부위를 거쳐 대퇴를 따라 이동한다.

13 기본간호학

⑤ Morphine − 호흡수

14 간호관리학

ⓒ은 팀간호, ⓓ은 일차간호에 대한 설명이다.

※ 간호 조직

- **기능적 간호** : 간호인력 별로 특정 업무를 배정하여 그 업무만을 기능적으로 수행하도록 하는 것으로 환자가 필요로 하는 간호를 총체적으로 수행하는 것과는 거리가 먼 간호전달방법이다.
- **팀간호** : 팀원들 간의 광범위한 의사소통을 통해 보조 인력의 비율이 높음에도 불구하고 환자들에게 전인간호를 제공할 수 있다.
- **일차간호** : 한 명 이상의 환자를 입원 혹은 치료 시작부터 퇴원 혹은 치료를 마칠 때까지 24시간 내내 환자 간호의 책임을 담당하는 것으로 근무시간 동안 일차간호사는 환자에게 직접적인 전인간호를 시행한다.

15 약물계산

$1000(cc)/24(hr) = 41.666\cdots = 42cc/hr$

$42(cc/hr) \times 20(gtt)/60(min) = 14gtt/min$

$60(sec)/14(gtt/min) = 4.28sec/gtt$

16 기본간호학

시상하부는 편안한 온도인 '기준점'을 유지함으로써 체온을 조절한다. 시상하부는 환경온도가 저하되면 열 생산 반응이 활성화되고, 온도가 상승하면 열 생산 반응이 감소하며 체온의 미세한 변화를 감지한다.

17 성인간호학

① 호흡성 산증($PaCO_2$ 증가, pH 감소)
② 호흡성 알칼리증($PaCO_2$ 감소, pH 증가)
④ 대사성 알칼리증($PaCO_2$ 정상, pH 증가)
⑤ 대사성 알칼리증(HCO_3^- 증가, pH 증가)

18 약물계산

$$\frac{4(cc/hr) \times 400,000(mcg)}{100(cc) \times 60(min) \times 50(kg)} = 5.3mcg/kg/min$$

19 성인간호학

④ 천식은 만성 염증성 질환으로 가역적인 기도 폐쇄를 특징으로 하는 폐쇄성 폐 질환이다.

① 기관지 확장증은 기관지벽의 탄력 섬유와 근육이 파괴되어 기관지가 비가역적으로 확대되는 질환이다.

② 흐린 점액, 깨끗한 침, 흐린 농물질의 많은 양의 냄새 나는 화농성 객담이 관찰된다.

③ 수분섭취, 가습, 기침 격려 등을 통해 지속적인 기도 청결을 해주는 것이 중요하다.

⑤ 감염 예방을 위해 적절한 영양 공급, 인플루엔자 및 폐렴 예방접종 등이 필요하다.

20 성인간호학

①②③⑤는 좌심부전의 증상이다.

※ 우심부전의 증상
- 전신 부종 : 요흔성 부종(Pitting edema)이 생긴다.
- 간 비대, 우상복부 압통, 경정맥이 확장된다.
- 중심정맥압이 상승한다.

21 간호관리학

① 산출과정
③④⑤ 변환과정

※ 간호관리 체계모형
- **투입** : 시스템이 필요로 하는 에너지를 유입하는 과정을 의미한다. 재화나 서비스를 생산하기 위하여 필요한 원재료, 시설, 정보, 인력자원 등의 다양한 자원을 의미한다.
- **변환과정** : 투입된 요소를 시스템의 목적달성을 위하여 처리하는 과정을 의미한다.
- **산출** : 변환과정을 거쳐서 생산된 것을 의미한다. 재화의 생산, 서비스의 제공 등이 있다.

22 약물계산

$100(cc) : 30(min) = x : 60(min)$

$x = 200cc/hr$

23 간호관리학

② 직무순환은 서로 하던 과업을 바꾸어 수행하는 방법이다. 직원의 기술범위를 증가시킬 수 있고, 다른 기술의 개발 기회를 제공할 수 있다.

③ 직무확대는 단순하고 반복적 업무를 다양하게 변화시키기 위해 업무범위를 확대하는 것을 말한다.

④ 직무 충실화는 새로운 지식습득의 기회를 부여하는 등의 개인적 책임에 대한 피드백을 제공함으로서 직무의 깊이를 증가시킬 수 있는 방법이다.

⑤ 직무분석은 어떤 직무의 특성을 규정하는데 필요한 각종 정보를 사용 목적에 맞도록 과학적이고 체계적으로 분석하는 활동을 말한다.

24 간호관리학

마약의 잔량이 남은 경우 이중 잠금장치가 있는 마약금고에 보관하고, 모든 마약류의 사용 후 남은 잔량은 약국으로 반납한다.

25 약물계산

drug label이 1,000mg 당 10mL이므로 500mg을 투약할 경우 5mL, 즉 5cc이다.

제2회 정답 및 해설

✛ 실전 모의고사 제2회 : 60p

01.수리논리									
1	**2**	**3**	**4**	**5**	**6**	**7**	**8**	**9**	**10**
④	⑤	②	②	③	②	④	④	⑤	①
11	**12**	**13**	**14**	**15**	**16**	**17**	**18**	**19**	**20**
②	①	④	③	②	②	①	①	⑤	④

1
- 10월 1일 ~ 10월 31일 : 31일
- 11월 1일 ~ 11월 30일 : 30일
- 12월 1일 ~ 12월 31일 : 31일
- 1월 1일 ~ 1월 31일 : 31일
- 2월 1일 ~ 2월 28일 : 28일

총 151일이므로, 3월 1일은 152일째가 된다.

$152 = 7 \times 21 + 5$

따라서 147일째는 월요일이 되며, 152일째는 토요일이 된다.

2
할아버지의 현재 나이를 x, 손녀들 나이의 합을 y라고 했을 때 $x = 5y$가 성립한다. 10년 후에 할아버지의 나이는 $x + 10$, 손녀들 나이의 합은 $y + 20$이고 할아버지의 나이가 손녀들 나이의 합의 3배가 된다고 하였으므로 $x + 10 = 3(y + 20)$이 성립한다.

이를 통해 할아버지의 현재 나이를 계산하면 $5y + 10 = 3y + 60$이므로 $2y = 50$

$y = 25$, $x = 125$이므로 할아버지의 현재 나이는 125세이다.

3
- 연속한 두 짝수 : n, $n+2$

$n \times (n+2) = 24$

$n^2 + 2n - 24 = 0$

$(n+6)(n-4) = 0$

$n = 4(\because \ n$은 자연수이므로$)$

$\therefore \ n + (n+2) = 4 + 6 = 10$

4
공의 수는 $5! = 120$이고

홀수는 1의 자리의 수가 홀수이므로 그 개수는 $4! + 4! = 48$

$\therefore \ \dfrac{48}{120} = \dfrac{2}{5}$

5
- A사를 선택한 사람 : x
- B사를 선택한 사람 : $70 - x$

A사를 선택한 사람이 B사 선택자보다 10명 많으므로 $(70-x)+10 = x$

$\therefore \ x = 40$

6
- 투표하지 않은 사람 : x

$x + (x+25) = 99 \quad \therefore \ x = 37$(명)

- 투표한 사람 : $37 + 25 = 62$(명)
- B후보를 찍은 사람 : y

$y + (y+10) = 62 \quad \therefore \ y = 26$(명)

$\therefore$ A후보를 찍은 사람은 $10 + 26 = 36$(명)

7
- 2시간 동안 10회 : 200km
- 1시간 동안 6회 : 120km
- 1시간 동안 4회 : 80km

총 이동거리는 $200 + 120 + 80 = 400$(km)이다.

평균속력 $= \dfrac{400}{4} = 100$(km/h)

8 ※ 거리 = 시간 × 속력

• A에서 B까지의 시간 : x

• B에서 C까지 걸린 시간 : $\dfrac{5}{2} - x$ $\left(2시간\ 30분을\ 시로\ 환산하면\ \dfrac{5}{2}\right)$

$400 = 200 \times x + 100 \times \left(\dfrac{5}{2} - x\right)$

$400 = 200x + 250 - 100x$

$100x = 150$

$x = \dfrac{3}{2} = 1.5$

A에서 B까지의 걸린 시간은 1시간 30분이며, 오전 9시에 A를 출발해 B지점을 지날 때 시각은 오전 10시 30분이다.

9 터널을 완전히 통과한다는 것은 터널의 길이에 열차의 길이를 더한 것을 의미한다. 따라서 열차의 길이를 x라 하면, '거리 = 시간 × 속력'을 이용하여 다음과 같은 공식이 성립한다.

$(840 + x) \div 50 = 25$

따라서 이를 풀면 $x = 410\text{m}$가 된다.

이 열차가 1,400m의 터널을 완전히 통과하게 되면 $(1,400 + 410) \div 50 = 36.2$초가 걸리게 된다.

10 $4\pi r^2 + 2\pi r^2 = 16\pi + 8\pi$이므로 두 물체의 겉넓이의 합은 24π이다.

11 학생을 x, 선생님을 y라 하면

$x + y = 48$

$2x + \dfrac{1}{2}y = 48$

두 식을 연립하여 풀면 $x = 16$, $y = 32$

12 남자 : $1,000 + (180 \times 14) = 3,520$

여자 : $1,840 + (120 \times 14) = 3,520$

남자 신입사원과 여자 신입사원의 초임 차이는 0원이다.

13 남자 : $750 + (220 \times 10) = 2,950$

여자 : $2,200 + (120 \times 10) = 3,400$

$3,400 - 2,950 = 450$(만 원)

14 기타(무직 등)의 경우, $(29,323 - 26,475) \div 26,475 \times 100 = 10.8\%$로 가장 높은 증가율을 보이는 종사상 지위임을 알 수 있다.

① 임시 · 일용근로자의 평균 가구당 순자산 보유액을 통하여 이들의 연령대를 파악할 수는 없다.

② 50대는 $39,419 - 37,026 = 2,393$만 원 증가한 반면, 40대는 이보다 큰 $34,426 - 31,246 = 3,180$만 원이 증가하였다.

④ $(34,042 - 31,572) \div 31,572 \times 100 = 7.8\%$가 되어 10%를 넘지 않는다.

⑤ 전체 순자산 보유액, 자영업자 전체의 순자산 보유액 등의 자료가 제시되어 있지 않으므로 알 수 없는 내용이다. 주어진 자료는 평균 순자산 보유액을 나타내고 있으며, 해당 종사자가 몇 명인지를 알 수는 없다.

15 금융보험업의 경우는 $52 \div 327 \times 100 = 15.9\%$이며, 전기가스업은 $9 \div 59 \times 100 = 15.3\%$이다.

① 각 업종의 기업이 어떤 분야의 4차 산업 기술을 활용하고 있는지를 알 근거는 없다.

③ 1,014개로 제시되어 있으며, 1,993개와의 차이는 복수응답에 의한 차이이다.

④ 5G 모바일, 빅데이터, 클라우드이다.

⑤ 부동산업이 $3 \div 246 \times 100 = 1.2\%$로 가장 낮은 비중을 보이며, 운수 · 창고업은 $22 \div 715 \times 100 = 3.1\%$이다.

16 • (개), (내)는 각각 834, 755이다.

• ⓛ으로 보아 제주공항은 C이다.

• ㉠에 적용해보면 (김포공항 여행객 + 1820) > 3076이기에, 김포공항 여행객 > 1256이다. 따라서 김포공항은 A이다.

• ㉢으로 보아 김해공항의 여행객은 ≥ 774이기 때문에 김해공항은 B이다.

• ㉣로 보아 대구공항은 E이다.

• 마지막으로 남은 D는 청주공항이다.

17 • ㉠이 지급받는 탄소포인트 $= 0 + 2,500 + 5,000 = 7,500$

• ㉡이 지급받는 탄소포인트 $= 10,000 + 2,500 + 5,000 = 17,500$

• ㉢이 지급받는 탄소포인트 $= 10,000 + 1,250 + 5,000 = 16,250$

• ㉣이 지급받는 탄소포인트 $= 5,000 + 2,500 + 2,500 = 10,000$

18
- 지출 내역은 창호 40만 원, 영숙 120만 원, 기오 56만 원이고, 총 216만 원이다.
- 각자가 동일하게 분담해야 하므로 216/4 = 54, 각자 54만 원씩 부담해야 한다.
- 준희는 무조건 54만 원을 부담해야 하므로 ㉠는 54만 원이다.
- 기오는 이미 56만 원을 부담했으므로 창호에게 2만 원을 받으면 54만 원을 부담한 것이 된다. 즉, ㉡는 2만 원이다.
- 창호는 이미 40만 원을 부담했고, 기오에게 2만 원을 더 줬기 때문에 42만 원을 부담했다. 그러므로 54만 원이 되려면 12만 원을 영숙이에게 전달해야 한다. 그러면 영숙이도 총 54만 원을 부담하게 되어 모두가 동일한 금액을 부담하게 된다. 즉, ㉢는 12만 원이다.

19
㉠ 출석의무자 수는 A : 774, B : 737이다.
㉡ E지방법원의 실질출석률 = 약 27%, C지방법원의 실질출석률 = 약 26%
㉢ D지방법원의 출석률 = 약 30%
㉣ A~E지방법원 전체 소환인원에서 A지방법원의 소환인원이 차지하는 비율 = 약 38%

20
㉡ 2015년에 우리나라의 전체 혼인 건수가 30만 건이 넘고 그중 10.5%가 외국인과의 혼인이므로, 2015년에 외국인과의 혼인 건수는 3만 건을 넘는다.
㉣ 연도순으로 보면, 여성이 외국인인 혼인의 비중은 9.8%, 8.0%, 4.9%이다. 반면, 남성이 외국인인 혼인의 비중은 3.7%, 2.5%, 2.1%이다.

1	2	3	4	5	6	7	8	9	10
⑤	③	②	⑤	②	③	①	⑤	②	③
11	12	13	14	15	16	17	18	19	20
①	②	⑤	①	⑤	①	③	②	④	③
21	22	23	24	25	26	27	28	29	30
③	④	②	①	⑤	④	④	①	③	②

1 조건을 참고하여 내용을 표로 정리하면 다음과 같다.

A동	B동	C동	D동	E동
최 대리, 강 사원 양 과장	남 대리 최 대리, 이 과장		강 사원, 이 과장	남 대리

C동에 아무도 배정받지 않았다는 것은 나머지 4개의 동 중 2명이 배정받은 동이 있다는 의미가 된다. 우선, 남 대리는 E동에 배정받은 것을 알 수 있다. 또한 B동과 D동에 양 과장이 배정받지 않았으므로 양 과장은 A동에 배정받은 것이 되며, A동은 두 사람이 배정받은 동이 아니므로 나머지 인원은 A동에 배정받지 않았음을 알 수 있다. 따라서 B동에는 남 대리를 제외한 최 대리, 이 과장이 배정받을 수 있고, D동에는 강 사원, 이 과장이 배정받을 수 있다. 이것은 결국 B동에는 최 대리, D동에는 강 사원이 배정받은 것이 되며, 이 과장이 배정받은 동만 정해지지 않은 상태가 된다.

따라서 주어진 조건에 의하면 최 대리와 이 과장 또는 강 사원과 이 과장이 같은 동에 배정받을 수 있다.

2 ㉡에 따라, 두 번째로 멀기 위해서는 편의점과 식당 중 하나가 맨 끝에 위치하고 다른 하나는 반대쪽의 끝에서 두 번째에 위치해야 한다는 것을 알 수 있다.

㉣을 통해서 왼쪽에서 두 번째에 편의점이나 식당이 위치할 수 없음을 알 수 있으므로 이 두 상점은 맨 왼쪽과 오른쪽에서 두 번째에 나뉘어 위치해야 한다.

㉺을 통해서 맨 왼쪽은 식당이 아닌 편의점의 위치임을 알 수 있다. 동시에 맨 오른쪽은 부동산, 그 옆은 식당이라는 것도 알 수 있다.

㉢을 통해서 커피 전문점이 왼쪽에서 세 번째 상점이라는 것을 알 수 있다.

따라서 이를 종합하면, 왼쪽부터 편의점, 통신사, 커피 전문점, 은행, 식당, 부동산의 순으로 상점들이 이어져 있으며 오른쪽에서 세 번째 상점은 은행이 된다.

3 주어진 모든 명제를 근거로 다음과 같은 1~5순위별 경우의 수를 만들 수 있다.
   ㉠ 1호선-2호선-5호선-3호선-4호선
   ㉡ 1호선-2호선-5호선-4호선-3호선
   ㉢ 1호선-3호선-5호선-2호선-4호선
따라서 제시된 보기의 내용 중 항상 참이 되는 것은 '5호선의 매출 순위는 4위보다 높다'가 된다.

4 주어진 조건을 표로 정리하면 다음과 같다.

경우	갑	을	병	정	무
㉠	검은색	파란색	빨간색	흰색	검은색
㉡	파란색	검은색	흰색	빨간색	파란색

따라서 보기 ⑤에서 언급한 바와 같이 을이 검은색 옷을 입고 있다면 갑과 무는 파란색 옷을 입고 있는 것이 되므로 파란색 옷을 입고 있는 사람은 2명이 된다.

5 감가와 그늘은 연관성이 없다.
① 증가 : 양이나 수치가 늚.
② 감가 : 값을 줄임.
③ 발전 : 더 낫고 좋은 상태나 더 높은 단계로 나아감.
④ 상승 : 낮은 데서 위로 올라감.
⑤ 진보 : 정도나 수준이 나아지거나 높아짐.

6 ①②④⑤ 제품과 원료의 관계
③ 음식과 영양소의 관계

7 ②③④⑤ 반의어 관계
① 유의어 관계

8 ①②③④ 타동사 관계
⑤ 자동사 관계

9 ② 반의어 관계
①③④⑤ 유의어 관계

10 ③은 반의어 관계
①② 유의어 관계
④⑤ 상하 관계

11 ① 외래어
②③④⑤ 순우리말

12 ② 상하 관계
① 유의어 관계
③④⑤ 반의어 관계

13 ⑤ 유의어 관계
①②③④ 반의어 관계

14 ① 순우리말
②③④⑤ 외래어

15 ㉠ 70명이 기권하면 기권표가 전체의 3분의 1 이상이 되므로 안건은 부결된다.
㉡ 104명이 반대하면 기권표가 없다고 가정할 경우 106명이 찬성을 한 것이고, 기권표를 제외해도 찬성표가 50%를 넘기 때문에 안건이 반드시 부결된다고 볼 수는 없다.
㉢ 141명이 찬성하면 나머지 69명이 기권 또는 반대를 하더라도 반드시 안건은 가결된다.
㉣ 안건이 가결될 수 있는 최소 찬성표를 구하면 69명이 기권하고 그 나머지에서 찬성이 50%를 넘는 것을 의미하므로
210 - 69 = 141명, 여기서 50%를 넘어야 하므로 71명
그러므로 최소 찬성표는 71표가 된다.

16 ㉠ 갑과 을 모두 경제 문제를 틀린 경우
  - 갑과 을의 답이 갈리는 경우만 생각하면 되므로 2, 4, 6, 7번만 생각하면 된다.
  - 갑은 나머지 문제를 틀리게 되면 80점을 받을 수 없다. 을은 2, 4, 6, 7을 모두 맞췄다면 모두 10점짜리라고 하더라도 최대 점수는 60점이 되므로 갑과 을 모두 경제 문제를 틀린 경우는 있을 수 없다.
  ㉡ 갑만 경제 문제를 틀렸다면 나머지는 다 맞춰야 한다.
  - 2, 4, 6, 7번 중 하나가 경제일 경우 갑은 정답이 되고 을은 3개가 틀리게 된다. 3개를 틀려서 70점을 받으려면 각 배점은 10점짜리이어야 하므로 예술 문제를 맞춘 게 된다.
  - 2, 4, 6, 7번 중 하나가 경제가 아닌 경우 을은 4문제를 틀린 게 되므로 70점을 받을 수 없다. 그러므로 갑이 경제 문제를 틀렸다면 갑과 을은 모두 예술 문제를 맞춘 것이 된다.
  ㉢ 갑이 역사 문제 두 문제를 틀렸다면
  - 2, 4, 6, 7번 문항에서 모두 틀린 경우 을은 2, 4, 6, 7번에서 2문제만 틀리고 나머지는 정답이 되므로 을은 두 문제를 틀리고 30점을 잃었으므로 경제 또는 예술에서 1문제, 역사에서 1문제를 틀린 게 된다.
  - 2, 4, 6, 7번 문항에서 1문제만 틀린 경우 을은 역사 1문제를 틀리고, 2, 4, 6, 7번에서 3문제를 틀리게 된다. 그러면 70점이 안되므로 불가능하다.
  - 2, 4, 6, 7번 문항에서 틀린 게 없는 경우 을은 역사 2문제를 틀리고, 2, 4, 6, 7번에서도 틀리게 되므로 40점이 된다.

17 모든 직장인은 성인이고, 성인은 사람이며, 사람은 유쾌하므로 ③이 정답이다.

18 성인은 독서하고, 독서를 하면 마음의 양식이 쌓이며, 마음의 양식이 쌓인 사람은 상상력이 풍부하므로 ②가 정답이다.

19 제시된 단어는 유의어 관계이기 때문에 책방의 유의어는 서점이다.

20 제시된 단어는 상하 관계이기 때문에 연예인의 하의어는 가수이다.

21 ③ A, B, C, D는 모두 양의 정수이므로 아무 수나 무작위로 골라 곱하더라도 0보다 크게 된다.

22 ④ 지문에 '그림을 그리겠다는 목적의식을 가지고 집이나 꽃을 관찰하면 분명하고 세밀하게 그 대상이 떠오를 것이다'라고 나와있다.

23 BBCE → EBCB → EACA

※ 각 기호의 규칙
□ : 첫째자리와 넷째자리 자리바꿈
☆ : 첫째자리와 셋째자리에 + 1 적용
○ : 둘째자리와 넷째자리에 − 1 적용

24 BCED → CCFD → CBFC

※ 각 기호의 규칙
□ : 첫째자리와 넷째자리 자리바꿈
☆ : 첫째자리와 셋째자리에 + 1 적용
○ : 둘째자리와 넷째자리에 − 1 적용

25 CDBE → CCBD → DCBC → ECCC

※ 각 기호의 규칙
□ : 첫째자리와 넷째자리 자리바꿈
☆ : 첫째자리와 셋째자리에 + 1 적용
○ : 둘째자리와 넷째자리에 − 1 적용

26 ACE → AC → AAC의 과정을 거친다.

※ 각 기호의 규칙
&, : 맨 앞자리 문자를 처음에 추가한다.
♌ : 두 번째 문자를 맨 마지막으로 이동시킨다.
Ⅱ : 문자를 끝에서부터 차례대로 정렬한다.
♋ : 맨 뒷자리 문자를 삭제한다.

27 FRIDAY → FFRIDAY → YADIRFF → YADIRF의 과정을 거친다.

※ 각 기호의 규칙

&: 맨 앞자리 문자를 처음에 추가한다.

Ω: 두 번째 문자를 맨 마지막으로 이동시킨다.

Ⅱ: 문자를 끝에서부터 차례대로 정렬한다.

ⓒ: 맨 뒷자리 문자를 삭제한다.

28 PSYU → UYSP → UYS → UUYS → SYUU의 과정을 거친다.

※ 각 기호의 규칙

&: 맨 앞자리 문자를 처음에 추가한다.

Ω: 두 번째 문자를 맨 마지막으로 이동시킨다.

Ⅱ: 문자를 끝에서부터 차례대로 정렬한다.

ⓒ: 맨 뒷자리 문자를 삭제한다.

29 MS1583 → MMS1583 → 3851SMM → 3851SM의 과정을 거친다.

※ 각 기호의 규칙

&: 맨 앞자리 문자를 처음에 추가한다.

Ω: 두 번째 문자를 맨 마지막으로 이동시킨다.

Ⅱ: 문자를 끝에서부터 차례대로 정렬한다.

ⓒ: 맨 뒷자리 문자를 삭제한다.

30 1723이 1237이 되기 위해서는 두 번째 문자가 맨 뒤로 이동해야 한다.

※ 각 기호의 규칙

&: 맨 앞자리 문자를 처음에 추가한다.

Ω: 두 번째 문자를 맨 마지막으로 이동시킨다.

Ⅱ: 문자를 끝에서부터 차례대로 정렬한다.

ⓒ: 맨 뒷자리 문자를 삭제한다.

1	2	3	4	5	6	7	8	9	10
④	⑤	①	⑤	①	⑤	⑤	③	②	①
11	12	13	14	15	16	17	18	19	20
③	②	②	⑤	④	①	②	⑤	①	②
21	22	23	24	25					
⑤	③	⑤	③	①					

1 인체생리학

④ 사구체 내의 교질 삼투압은 사구체 여과를 방해하는 힘이다.

① Na^+, Cl^-, K^+ 등의 이온 여과와 재흡수는 사구체 여과율 결정과 관계가 없다.

② 사구체 장벽의 여과계수는 사구체 장벽의 혈장에 대한 투과도에 의해 결정된다. 사구체 장벽이 혈장을 잘 투과시키지 못하면 구체 여과율이 감소한다.

③ 사구체 정수압은 사구체 여과를 증가시키는데 관여하며 사구체내의 혈액량에 의해 결정된다.

⑤ 보우만주머니 내의 정수압은 사구체 여과를 방해하는 요인 중 하나이다.

2 성인간호학

혈액투석은 치료 시간이 3 ~ 5시간 정도 걸리며 노폐물 제거에 효과적이다. 혈액투석은 전문적인 직원과 장비가 필요하며 투석과 투석 사이에 기간이 길고 그 사이에 몸 속 노폐물이 축적될 수 있어 식이제한이 필요하다. 전신적인 헤파린 요법이 적용되므로 출혈 위험을 조심해야한다. 반면, 복막투석은 환자가 손쉽게 조작할 수 있고 혈액투석에 비해 식이 제한이 적다.

3 약물계산

$20 \times 10,000 = 200,000ng$

4 성인간호학

※ 심폐소생술의 절차

• 반응 확인 후, 의식이 없으면 심폐소생술 시행 준비를 한다.

• 주변에 있는 사람 중 한 명을 지목해 도움 요청 및 119 신고 요청을 한다.

• 호흡과 맥박을 확인한다.

• 가슴 압박을 시작한다.

• 가슴 압박 30회 후, 기도를 유지한 상태로 인공호흡을 2회 시행한다.

• 회복이 확인되거나 구급차가 도착할 때까지 가슴 압박과 인공호흡을 30 : 2로 계속 시행한다.

5 기본간호학

욕창은 특정한 부위에 지속적인 압력이 가해져 장기간의 압박이 혈액순환 장애를 일으켜 국소적 조직 괴사, 궤양이 유발된 것을 말한다. 호발 부위는 천골, 대전자, 척추극상돌기, 무릎, 복사뼈 등이 있으며 원인으로는 부동, 감각 이상, 마비 등으로 인한 압력 그리고 체중 감소, 영양부족 및 습기 등이 있다. 2 ~ 3시간마다 체위 변경을 시행하여야 하며 올바른 신체 선열을 유지하도록 한다. 욕창의 고위험에는 체중 감소, 비정상적인 임상결과(WBC, Hb/Hct, 혈청 알부민, 혈청 단백질 등), 체액 불균형, 감각 이상, 마비, 부동 등이 있다.

6 성인간호학

Heparin은 항응고제로써 antithrombin Ⅲ의 항응고 작용을 촉진하고, 혈중 농도 유지를 위해 aPTT를 모니터링해야 한다. 출혈 및 혈소판 감소증의 부작용이 있으며 태반은 통과하지 못하므로 임신 중에도 사용할 수 있다.

7 보건의약관계법규

처방 의약품 명칭은 처방전의 기재사항으로 이 밖에 환자의 성명 및 주민등록번호, 의료기관의 명칭 및 전화번호 · 팩스번호, 질병분류기호(단, 환자가 요구한 경우 적지 않는다), 의료인의 성명 · 면허종류 및 번호, 처방전 발급 연월일 및 사용기간, 의약품 조제 시 참고 사항을 기재 후 서명하거나 도장을 찍어야 한다.

※ 진단서 기재 사항
 • 환자의 성명, 주민등록번호 및 주소
 • 병명 및 질병분류기호
 • 발병 연월일 및 진단 연월일
 • 치료 내용 및 향후 치료에 대한 소견
 • 입 · 퇴원 연월일
 • 의료기관의 명칭 · 주소, 진찰 의사 · 치과의사 또는 한의사의 성명 · 면허자격 · 면허번호

8 간호관리학

명령 통일의 원리는 두 명 이상의 상관으로부터 명령을 받거나 보고를 해서는 안 된다는 원리이다. 한 사람의 상사로부터 직접 지시를 받고 보고를 해야 한다.

9 아동간호학

팔로4 증후는 청색증형 선천성 심장병 중 가장 흔한 것으로 폐동맥협착, 심실중격결손, 대동맥우위, 우심실비대로 구성되는 네 가지 해부학적 특징을 갖는 질환이다.

10 약물계산

$3,000(cc) \times 20/24(hr) \times 60(min) = 125/3 = 41.666\cdots = 42gtt/min$

11 성인간호학

크론병은 구강부터 항문까지 소화관의 어느 부위에서나 발병한다. 주로 회장말단부위에 호발한다. 주 증상은 반고형 대변으로 출혈은 드물고 우하복부의 통증이 있다. 치질과 항문 주위 농양, 누공, 궤양 등이 나타날 수 있다. 암으로의 진행은 흔하지 않다.

※ 궤양성 대장염

결장 전체와 대장의 점막과 점막 하에서만 발생하는 질환으로 하루 10 ~ 20회 이상의 출혈을 동반한 설사, 좌하복부의 압통, 경련, 통증 등이 증상이다. 궤양성 대장염은 농양을 형성하는 미세한 열상을 통하여 염증, 비후, 충혈 등을 유발한다.

12 성인간호학

대상포진은 수두를 일으키는 바이러스가 원인이다. 수두를 앓았던 환자에게서 수두바이러스가 재활성화되어 발생하는 감염증으로 림프종, 백혈병, AIDS와 같이 면역계 질환을 앓고 있는 환자에게 더 잘 발생하며, 재발은 흔하지 않다. 대상포진의 병변은 비대칭적으로 나타난다.

13 기본간호학

① 무호흡(apnea)
③ 쿠스말 호흡(kussmaul)
④ 지속흡입(apneusis)
⑤ Biot's 호흡

14 기본간호학

간호사의 역할은 돌봄제공자, 의사소통자, 교육자, 상담자, 지도자, 연구자, 옹호자, 변화촉진자, 의사결정자, 조정자, 협력자, 행정가, 관리자가 있다.

15 기본간호학

④ 삼각근은 접근이 쉬운 주사부위지만 대부분 근육 발달이 미비해서 영아나 아동에서는 이용하지 않는다.

①② 둔부의 복면부위는 깊은 근육이며, 큰 혈관이나 주요 신경분포가 없어 안전하다.

③ 대퇴직근은 대퇴의 앞쪽에 있는 근육이다. 다른 사람이 주사를 놓아 줄 수 없을 때 혼자서도 주사할 수 있는 근육주사 부위이다.

⑤ 삼각근은 상완동맥이 인접하고 있어 약물의 흡수 속도가 근육주사 부위 중 가장 **빠르지만**, 상완골을 따라 요골신경과 심상완동맥이 있어 잠재적 손상 가능성이 크다.

16 약물계산

$500(cc)/8(hr) = 62.5 = 63cc/hr$

17 성인간호학

② 음식물이 **빠르게** 내려가는 것을 막기 위해 식후에는 누워 있는 것이 좋다.

① 음식물이 **빠르게** 내려가는 것을 막기 위해 식사 중에 물을 먹지 않는다.

③ 위와 십이지장을 문합하는 Billroth 1 수술보다 위와 공장을 문합하는 Billroth 2 수술 후에 호발한다.

④ 고지방 식이를 하여야 음식물의 위 내 정체율이 증가한다.

⑤ 초기 증상은 저혈량, 교감신경의 자극이 원인이고, 후기 증상은 저혈당이 원인이다.

18 성인간호학

억제대 사용 시 환자를 더 자극해 두개내압을 더 상승 시킬 수 있으므로 억제대 사용은 신중히 해야 한다.

19 약물계산

$5,000 : 500 = 400 : x$이다.

x = 40이고 5% D/W fluid 40mL = 400U heparin이 mix된 상태이다.

시간당 40cc/hr(약 13.3gtt/min)이다.

20 성인간호학

만성 신우신염의 경우 신손상이 고혈압을 유발할 수 있고, 고혈압이 신손상을 더욱 악화시킬 수 있으므로 혈압을 조절하는 것이 중요하다.

21 기본간호학

폴리우레탄 폼 드레싱은 상처 표면에 수분을 제공하며 상처 손상을 최소화한다. 삼출물을 흡수하지 않는다.

※ 드레싱의 종류
- 거즈 드레싱 : 혈액이나 삼출물이 배액 되는 초기 상처를 덮는 데 좋으나 상처를 사정할 수 없고 육아조직이 헝겊섬유에 붙을 수도 있다는 단점이 있다.
- 투명 드레싱 : 삼출액이 적은 1차 드레싱으로 사용한다. 드레싱을 제거하지 않고도 상처를 사정할 수 있으며 반투과성으로 산소와 수증기가 통과한다.
- 하이드로 콜로이드 드레싱 : 불투명하고 접착성이 있으며 공기와 물을 통과시키지 않는다. 주변의 분비물이 상처로 유입되는 것을 방지해 주고 삼출물을 흡수해 오염원으로부터 상처를 보호한다.
- 하이드로 겔 드레싱 : 신경 말단을 촉촉하게 하며 깊은 상처의 사강을 감소시킨다. 세척이 용이하나 고정하기 위해서는 2차 드레싱이 필요하다.
- 칼슘 알지네이트 드레싱 : 삼출물을 흡수하여 상처 표면에 젤을 형성해 수분을 제공한다. 분비물이 많은 상처에 사용한다.
- 폴리우레탄 폼 드레싱 : 기포재가 완충 효과와 편안함을 제공하면서 상처 표면에 수분을 제공하고 상처 손상을 최소화하기 위함이다. 삼출물을 흡수하지는 않는다.

22 정신간호학

① 분성성 인격 장애는 대인 관계 형성 능력에 심각한 문제가 있는 것을 말한다.
② 분열형 인격 장애는 망상이나 환각 없이 이상한 행동, 사고, 대인 관계 장애 등을 보이는 것을 말한다.
④ 반사회적 인격 장애는 사회 규범을 무시하고 지속해서 반사회, 범죄 행위를 저지르는 것을 말한다.
⑤ 히스테리성 인격 장애는 타인의 관심을 끌기 위해 과장된 행동을 보이나 실제로는 깊은 인간관계를 맺지 못한다.

23 인체생리학

① 뇌하수체 전엽 – 갑상선 자극 호르몬(TSH)
② 뇌하수체 후엽 – 옥시토신
③ 갑상선 – 갑상선 호르몬
④ 부신 피질 – 당류코르티코이드

24 기본간호학

대사성 알칼리증은 pH 및 HCO_3^-가 정상보다 높다. 뇌척수액의 pH 증가, 오심 및 구토, 혼돈 및 기면, 저칼슘혈증, 저칼륨혈증 등의 증상이 나타나며 보상 기전으로 느리고 얕은 호흡을 한다.

25 약물계산

$1,000(cc)/6(hr) = 166.666\cdots = 167cc/hr$
$167(cc/hr) \times 20(gtt)/60(min) = 55.666\cdots = 56gtt/min$
$60(sec)/56(gtt/min) = 1sec/gtt$

제3회 정답 및 해설

✚ 실전 모의고사 제3회 : 98p

01.수리논리									
1	**2**	**3**	**4**	**5**	**6**	**7**	**8**	**9**	**10**
⑤	③	②	④	①	③	②	③	④	②
11	**12**	**13**	**14**	**15**	**16**	**17**	**18**	**19**	**20**
④	②	①	③	④	③	③	①	④	⑤

1
- $1 \times 2^3 + 0 \times 2^2 + 0 \times 2^1 + 1 \times 2^0 = 9$
- $2 \times 5^2 + 2 \times 5^1 + 1 \times 5^0 = 61$

따라서 두 값의 차는 52이다.

2
- $5x > 30, \therefore x > 6$
- $5x - 10 < 30, \therefore x < 8$

따라서 $6 < x < 8, \therefore x = 7$

3
십의 자리의 숫자를 x라 하면,
$3(10x + 8) - 2 = 80 + x, \therefore x = 2$
십의 자리 숫자 2이고, 일의 자리 숫자 8이므로 이 자연수는 28이다.

4
- 정육면체의 높이 : x
  $x^3 = 125, \therefore x = 5cm$
- 직육면체의 겉넓이 : $2(4 \times 3) + 2(5 \times 3) + 2(5 \times 4) = 94cm^2$
- 직육면체의 부피 : $4 \times 3 \times 5 = 60cm^3$

따라서 $94 - 60 = 34$이다.

5   • 첫 번째로 A조원이 뽑힐 확률 : $\dfrac{10}{19}$

   • 두 번째로 B조원이 뽑힐 확률 : $\dfrac{9}{18}$

   따라서 $\dfrac{10}{19} \times \dfrac{9}{18} = \dfrac{5}{19}$

6   • 현재 아들의 나이 : x
   $39 + 5 = 4(x + 5)$
   $\therefore x = 6$살

7   종합하면 우진 : 경선 : 진주 = $15 : 10 : 9$으로 나누게 되므로,

   • 경선이가 받은 금액 : $85{,}000 \times \dfrac{10}{34} = 25{,}000$원

   • 진주가 받은 금액 : $85{,}000 \times \dfrac{9}{34} = 22{,}500$원

   따라서 경선이와 진주가 받은 금액의 차이는 $2{,}500$원이다.

8   목표액을 모으는 데 소요된 일수를 x, 목표 금액을 y라 하면,
   • $3{,}000x = y - 14{,}000$
   • $4{,}000x = y + 21{,}000$
   두 식을 연립하면 $x = 35$(일)이다.

9   불량품 한 개당 차감 금액을 x라 하면,
   $2{,}880 \times 90 - 120 \times x = 247{,}200$
   $\therefore x = 100$원

10
- 첫 날 매출 : $3,000 \times 10 = 30,000$
- 둘째 날 매출 : $2,500 \times 10 = 25,000$
- 셋째 날 매출 : $2,000 \times 10 = 20,000$
- 넷째 날 매출 : $1,500 \times 10 = 15,000$
- 다섯째 날 매출 : $1,000 \times 10 = 10,000$

따라서 해당 제품은 5일 동안 판매되었다.

11

후보 \ 응답자의 종교	불교	개신교	가톨릭	기타	합
A	130	㉠	60	300	(620)
B	260	(100)	30	350	740
C	(195)	㉡	45	300	(670)
D	65	40	15	(50)	(170)
계	650	400	150	1,000	2,200

㉠ $620 - 130 - 60 - 300 = 130$

㉡ $670 - 195 - 45 - 300 = 130$

또는 ㉠, ㉡의 응답자 수가 같으므로 $\dfrac{400 - 40 - 100}{2} = 130$

12
① C후보 지지율이 A후보 지지율보다 높다.
③ A후보 지지자 중에는 불교 신자와 개신교 신자의 수는 동일하다.
④ 개신교 신자의 A후보 지지율은 가톨릭 신자의 C후보 지지율보다 높다.
⑤ B후보 지지율이 C후보 지지율보다 높다.

13 제시된 표에서 충족도를 보면 도시는 52%, 농촌은 48%인데 전체는 51%이므로 도시 응답자 수가 농촌 응답자 수의 3배임을 알 수 있다. 한편, 남자의 충족도는 55%, 여자의 충족도는 47%인데 전체는 51%이므로 남자 응답자 수와 여자 응답자 수가 같음을 알 수 있다.
㉢ 교육 기회 미충족 사유를 경제적 형편이라고 응답한 사람은 미충족되었다고 응답한 사람의 과반수이다.
㉣ 교육 기회 미충족 사유를 부모의 사고방식이라고 응답한 비율은 지역 차이보다 성별 차이가 크다.

14 경제 활동 참가율은 15세 이상 인구에서 경제 활동 인구가 차지하는 비율이고, 실업률은 경제 활동 인구에서 실업자가 차지하는 비율이다. 고용률은 15세 이상 인구에서 취업자가 차지하는 비율이다.

③ 15세 이상 인구는 일정한데 2019년의 취업자 수는 2017년보다 감소하였으므로 2019년의 고용률은 2017년보다 하락하였다.

15 ⓒ 2020년 전체 근로자 중 정규직 비율은 여자의 정규직 비율인 59.8%를 넘는다.

ⓔ 2018년 ~ 2020년 여자 근로자 중 정규직의 비율은 매년 50%가 넘어 과반수이다.

㉠ 남녀 근로자의 수를 알 수 없으므로 파악할 수 없다.

ⓒ 남자 근로자의 수가 2018년 이후 지속적으로 증가하므로 2018년보다 2020년의 남자 근로자 수가 더 많다.

16 ㉠ 직원들의 평균 실적은 $\dfrac{2+6+4+8+10}{6}=5$건이다.

ⓔ 여자 직원이거나 실적이 7건 이상인 직원은 C, E, F로 전체 직원 수의 50% 이상이다.

ⓒ 남자이면서 실적이 5건 이상인 직원은 F뿐이므로 전체 남자 직원 수의 50% 이하이다.

ⓒ 실적이 2건 이상인 남자 직원은 B, D, F이고, 실적이 4건 이상인 여자 직원은 C, E이다.

17 ⓒ 상대적 빈곤 가구 중 교육 급여는 100%, 주거 급여는 86%, 의료 급여는 80%, 생계 급여는 56%이므로, 네 가지 급여 모두를 받는 비율은 56%이다.

ⓔ 절대적 빈곤 가구의 70%는 월 소득이 중위 소득 28%인 140만 원 이하이므로, 30%는 월 소득 140만 원을 초과한다.

18 ㉠ 종사자 규모 변동에 따른 사업체 수의 증감은 두 해 모두 규모가 커질수록 적어지는 동일한 추이를 보이고 있으며, 종사자 수 역시 사업체의 규모가 커짐에 따라 증가 → 감소 → 증가의 동일한 패턴을 보이고 있음을 알 수 있다. (X)

ⓛ 구성비는 해당 수치를 전체 수치로 나누어 백분율로 나타낸 값을 의미하는데 주어진 기여율은 그러한 백분율 산식에 의한 수치와 다르다. 기여율은 '해당 항목의 전년대비 증감분 ÷ 전체 수치의 전년대비 증감분 × 100'의 산식에 의해 계산된 수치이다. (X)

ⓒ 종사자 수를 사업체 수로 나누어 보면 두 해 모두 종사자 규모가 큰 사업체일수록 평균 종사자 수가 커지는 것을 확인할 수 있다. (O)

ⓔ 모든 규모의 사업체에서 전년보다 종사자 수가 더 많아졌음을 확인할 수 있다. (O)

19 〈보기〉의 내용을 살펴보면 다음과 같다.

㉠ 94.7 → 100.0으로 증가한 것이므로, (100−94.7) ÷ 94.7 × 100 = 약 5.6%의 증가율을 나타내며 지수를 100으로 한 기준년도가 된다. (O)

㉡ 소비자물가 지수 상승률을 통해 소비자물가 지수의 상승분을 계산할 수 있다. 실제로 2013년의 품목별 소비자물가 지수를 모두 100이라고 했을 때, 매년의 상승률을 적용하여 계산해 보면 2020년의 식료품은 약 122.3, 주류 및 담배는 약 159.5이며, 의류 및 신발은 약 120.8이 되어 가장 많이 상승한 세 가지 품목이 된다. (X)

㉢ 2020년의 담배 1갑이 4,500원이면 2019년의 담배 1갑은 4,500 ÷ 1.015 = 약 4,433.5원이 된다. 같은 계산을 적용하여 2018년에는 4,433.5 ÷ 1.007 = 약 4,402.7원, 2017년에는 4,402.7 ÷ 1.501 = 약 2,933.2원이 된다. (O)

㉣ 2017년 이후 −0.6%, −0.8%, 1.5%로 변동되었으므로 100 → 99.4 → 98.6 → 100.1이 되어 100보다 크다. (X)

20 연도별 인원의 합계를 추가하여 정리하면 다음 표와 같다.

〈2018년, 단위 : 명〉

구분	A지점	B지점	C지점	D지점	E지점	계
부장	1	1	0	1	0	3
차장	1	0	0	1	1	3
과장	3	3	2	0	3	11
대리	7	4	5	11	6	33
사원	14	12	11	5	13	55
계	26	20	18	18	23	105

〈2019년, 단위 : 명〉

구분	A지점	B지점	C지점	D지점	E지점	계
부장	2	0	1	0	1	4
차장	1	0	1	1	0	3
과장	5	5	4	4	3	21
대리	10	2	8	3	4	27
사원	12	10	15	7	10	54
계	30	17	29	15	18	109

C지점의 대리 수가 전체 대리 수에서 차지하는 비중은 2018년 5 ÷ 33 × 100 = 15.2%이며, 2019년에는 8 ÷ 27 × 100 = 29.6%가 되어 2배에 조금 못 미친다.

① (109−105) ÷ 105 × 100 = 3.8%이므로 5% 이내에서 증원한 것이 된다.

② A지점(26 → 30명), C지점(18 → 29명)만 인원이 증가하였다.

③ 5 ÷ 18 × 100 = 27.8% → 7 ÷ 15 × 100 = 46.7%로 변동한 D지점만 사원의 비중이 증가하였다.

④ E지점은 과장급 인원이 전년과 동일하지만 나머지 지점의 인원 증감 현황을 볼 때, 전체적으로 과장급 인원을 가장 많이 증원한 것으로 판단할 수 있다.

02.추리논리									
1	2	3	4	5	6	7	8	9	10
①	③	②	④	⑤	②	①	③	④	⑤
11	12	13	14	15	16	17	18	19	20
②	①	③	⑤	④	①	③	②	④	⑤
21	22	23	24	25	26	27	28	29	30
②	①	③	⑤	④	②	③	①	④	⑤

1 파충류와 이구아나는 상하관계이다.
따라서 포유류와 상하관계인 것은 박쥐이다.
② 양서류
③ 조류
④ 파충류
⑤ 어류

2 현진건은 무영탑의 작가이다.
따라서 역마의 작가는 김동리이다.
① 이범선 : 오발탄
② 하근찬 : 수난이대
④ 황순원 : 카인의 후예
⑤ 최인훈 : 광장

3 마이동풍과 관련된 동물은 말이다.
따라서 당구풍월과 관련된 동물은 개가 된다.
• **마이동풍(馬耳東風)** : '말의 귀에 동풍'이라는 뜻으로, 남의 비평(批評)이나 의견(意見)을 조금도 귀담아 듣지 아니하고 흘려 버림을 이르는 말
• **당구풍월(堂狗風月)** : '서당 개 3년에 풍월을 한다'는 뜻으로, 무슨 일 하는 것을 오래 오래 보고 듣고 하면 자연히 할 줄 알게 된다는 말

4 포항의 특산품은 과메기이다.
따라서 영광의 특산품은 굴비이다.

5 브라질의 대표 축제는 리우 카니발이다.
따라서 라 토마티나가 열리는 나라는 스페인이다.
① 독일 : 옥토버페스트
② 타이완 : 등불축제
③ 멕시코 : 망자의 날
④ 프랑스 : 바스티유 데이

6 면은 밀가루를 원료로 만들어진다.
따라서 고무를 원료로 만들어지는 것은 타이어이다.
① 도자기 : 흙
③ 두부 : 콩
④ 종이 : 목재
⑤ 치즈 : 우유

7 필리핀의 수도는 마닐라이다.
따라서 인도의 수도는 뉴델리이다.
② 베트남 : 하노이
③ 싱가포르 : 싱가포르
④ 이스라엘 : 예루살렘
⑤ 이집트 : 카이로

8 환희와 기쁨은 유의관계이다.
따라서 정구지와 유의관계인 것은 부추이다.
① 진지 : 밥
② 변소 : 화장실
④ 아내 : 와이프
⑤ 부친 : 아버지

9 이성계가 세운 나라는 조선이다.
따라서 왕건이 세운 나라는 고려이다.
① 백제 : 온조
② 신라 : 혁거세
③ 고구려 : 주몽
⑤ 발해 : 대조영

10 참의 반의어는 거짓이다.
따라서 자식의 반의어는 부모이다.
① 사치 : 검소
② 아래 : 위
③ 여성 : 남성
④ 가연 : 불연

11 ② 유의관계
①③④⑤ 인과 관계

12 ① 나라와 시조 관계
②③④⑤ 지역과 축제 관계

13 ③ 상하 관계
①②④⑤ 유의 관계

14 ⑤ 대상과 이를 이용할 방법의 관계
①②③④ 직업과 업무 관계

15 ④ 나라와 수도 관계
①②③⑤ 원료와 제품 관계

16 '명지는 현명한 사람이다'가 참이 되려면,
'명지는 업무를 미리 준비하
는 사람이다'와 '업무를 미리 준비하는 사람은 현명한 사람이다'가 필요하다.
따라서 ①이 정답이다.

17 '농부는 행복한 사람이다'가 참이 되려면,
'농부는 매사에 만족할 줄 아는 사람이다'와 '매사에 만족할 줄 아는 사람은 행복한 사람이다'가 필요하다.
따라서 ③이 정답이다.

18 '대표자는 직원들을 이끌 수 있는 사람이다'가 참이 되려면,
'대표자는 적극적으로 참여하는 사람이다'와 '적극적으로 참여하는 사람은 직원들을 이끌 수 있는 사람이다'가 필요하다.
따라서 ②가 정답이다.

19 '노력하는 사람은 성공할 수 있는 사람이다'가 참이 되려면,
'노력하는 사람은 도전하는 사람이다'와 '도전하는 사람은 성공할 수 있는 사람이다'가 필요하다.
따라서 ④가 정답이다.

20 '긍정적인 사람은 남을 감싸줄 수 있는 사람이다'가 참이 되려면,
'긍정적인 사람은 남을 탓하지 않는 사람이다'와 '남을 탓하지 않는 사람은 남을 감싸줄 수 있는 사람이다'가 필요하다.
따라서 ⑤가 정답이다.

21 ㉠ 참인 명제의 대우 역시 참이므로,
　　두 번째 명제의 대우는
　　'딸기를 먹은 사람은 수박을 먹지 않은 사람이다'
　㉡ 나머지 명제들과 연결시켜보면,
　　＝ 사과○ → 딸기○ → 수박 × → 참외 ×

22 참인 명제의 대우 역시 참이므로,
• 미역국을 좋아하는 사람은 김치찌개를 싫어하는 사람이다.
• 김치찌개를 싫어하는 사람은 된장국을 좋아하는 사람이다.
• 된장국을 좋아하는 사람은 매운탕을 좋아하는 사람이다.
따라서 미역국○ → 김치찌개 × → 된장국○ → 매운탕○

23 ㉠ 참인 명제의 대우 역시 참이므로,
첫 번째, 세 번째 명제의 대우는
- 월요일에 수업이 있으면 화요일에 수업이 없다.
- 수요일에 수업이 있으면 목요일에 수업이 있다.

㉡ 나머지 명제들과 연결시켜보면,
= 월요일○ → 화요일× → 수요일○ → 목요일○ → 금요일○

24 ㉠ 참인 명제의 대우 역시 참이므로,
두 번째, 세 번째, 네 번째 명제의 대우는
- 배드민턴을 잘하면 탁구를 못한다.
- 탁구를 못하면 배구를 잘한다.
- 배구를 잘하면 축구를 못한다.

㉡ 나머지 명제들과 연결시켜보면,
= 테니스○ → 배드민턴○ → 탁구× → 배구○ → 축구× → 야구○

25 ㉠ 참인 명제의 대우 역시 참이므로,
첫 번째, 두 번째 명제의 대우는
- 돼지고기를 구매하지 않으면 소고기를 구매한다.
- 소고기를 구매하면 양고기를 구매하지 않는다.

㉡ 나머지 명제들과 연결시켜보면,
= 돼지고기× → 소고기○ → 양고기× → 닭고기○ → 오리고기○

26 문자를 숫자로 치환하면,

A	B	C	D	E	F	G
1	2	3	4	5	6	7

제시된 문자는 − 1, ＋ 2, − 3, ＋ 4 … 순서로 변하고 있다.
따라서 F(6) − 5 = A(1)

27 문자를 숫자로 치환하면,

A	B	C	D	E	F	G	H	I	J	K	L	M	N	O	P	Q	R	S	T
1	2	3	4	5	6	7	8	9	10	11	12	13	14	15	16	17	18	19	20

제시된 문자는 홀수 항은 + 2, 짝수 항은 − 2로 변하고 있다.
따라서 I(9) + 2 = K(11)

28 문자를 숫자로 치환하면,

A	B	C	D	E	F	G	H	I	J	K	L	M	N	O	P	Q	R
1	2	3	4	5	6	7	8	9	10	11	12	13	14	15	16	17	18

제시된 문자는 + 1, + 3, + 5, + 7 순서로 변하고 있다.
따라서 K(11) + 7 = R(18)

29 문자를 숫자로 치환하면,

A	B	C	D	E	F	G	H	I	J	K	L	M	N	O	P	Q	R	S	T
1	2	3	4	5	6	7	8	9	10	11	12	13	14	15	16	17	18	19	20

제시된 문자는 + 2, + 1, + 2, + 1 … 이 반복되고 있다.
따라서 M(13) + 1 = N(14)

30 문자를 숫자로 치환하면,

A	B	C	D	E	F	G	H	I	J	K
1	2	3	4	5	6	7	8	9	10	11

제시된 문자는 3개씩 묶은 합이 15가 되는 규칙이다.
따라서 G(7) + E(5) + C(3) = 15

03.직무상식									
1	2	3	4	5	6	7	8	9	10
④	①	③	⑤	③	④	①	②	⑤	①
11	12	13	14	15	16	17	18	19	20
⑤	④	②	③	⑤	①	③	①	④	①
21	22	23	24	25					
②	①	③	②	③					

1 성인간호학
① 제2 뇌신경은 시신경
② 제3 뇌신경은 동안신경
③ 제5 뇌신경은 3차 신경(안신경, 상악신경, 하악신경)
⑤ 제9 뇌신경은 설인신경

2 성인간호학
②③④⑤는 심근경색의 증상이다.

※ **협심증 통증**
협심증의 통증은 대부분 흉골 후방에서 시작하여 왼팔로 방사된다. 운동이나 스트레스 상황에서 시작되며, 니트로글리세린을 복용하거나 휴식을 취하면 완화된다. 통증 지속시간은 보통 5분 이내이며 과식이나 심한 분노로 인해 유발되는 발병은 15~20분 동안 지속된다.

3 성인간호학
급성통증 시 동공이 이완된다.

※ **급성통증과 만성통증**
• **급성통증** : 발생이 즉각적이다. 상해, 수술 또는 질병과 같은 병리적 상태와 관련이 있고, 통증에 따른 생리적 반응이 나타난다는 점에서 만성통증과 구별된다. 급성통증 시 교감신경계를 자극하고 신경전달물질인 카테콜아민을 분비하여 다양한 생리적 반응을 일으킨다. 혈압상승 또는 하강, 빈맥, 발한, 빈호흡이 나타난다.
• **만성통증** : 6개월 또는 통증유발상황이 정상화된 후 1개월 이상 지속되는 통증이다. 만성통증은 급성통증으로 시작하기도 하고 언제 시작되었는지 알지 못할 만큼 불분명한 경우도 있다. 피로, 수면장애, 기능 제한 등을 호소하기도 하고 우울증상을 보이기도 한다.

4 성인간호학

주머니는 1/3 장루주위 피부는 비누와 물로 닦고, 비누기가 남지 않도록 청결하게 닦도록 한다. 피부 보호판을 너무 크게 오리면 구멍사이로 변이 새고 판이 빨리 떨어지고 피부트러블이 생길 수 있다. 장루는 둥글고 볼록해야 하며, 장루의 색이 검은색, 흑갈색, 검푸른 색이면 허혈상태로 붉은색이어야 한다.

5 성인간호학

휴식 시 진전 증상이 나타나고, 손이나 다리를 쓰거나 움직일 때 진전이 사라진다.

6 성인간호학

경결의 직경이 0~4mm면 음성, 5~9mm면 의심, 10mm 이상이면 양성을 의미한다.

7 성인간호학

류마티스 관절염이 호발한다. 증상은 대칭적이며 아침에 1시간 이상의 강직 증상을 나타내는 것이 특징이다. 류마티스 관절염을 위한 약물요법으로 염증 제거를 위해 스테로이드제를 사용할 수 있다.
골관절염 비대칭적으로 관절부위의 국소적 통증이 나타나며 휴식하면 완화되는 양상이다. 조조강직은 보통 15분 내로 호전된다. 치료로는 보통 관절 성형술을 시행한다.

8 약물계산

$0.8mg \times 1,000 = 800mcg$

9 여성건강간호학

⑤ 모유 수유로도 감염될 수 있어 HIV 감염 산모는 모유 수유를 하면 안 된다.
① 전파경로는 성적 접촉, 혈액 및 혈액 제제, 모유 수유, 태반을 통한 감염 등이 있다.
② 잠복기가 3개월~수 년으로 다양하다.
③ 면역기능이 없어지고 쇠약해져 합병증이 많이 발생한다.
⑤ 악수, 포옹, 같은 장소 사용 등으로는 감염되지 않는다.

10 아동간호학

세균성 심내막염의 확진은 혈액배양검사를 통하여 원인균을 확인하는 것이다. 치료는 즉시 시작되어야 하며, 적어도 2 ~ 적합한 항생제를 투여한다. 항생제 치료에 대한 반응을 평가하기 위하여 혈액배양검사를 정기적으로 시행한다.

11 아동간호학

②⑤ 빨대나 노리개 젖꼭지는 봉합부위 압력을 증가시켜 봉합선에 상해가 가해질 수 있으므로 금기한다.
① 질식과 호흡기계 합병증을 막기 위해 필요하면 약한 압력으로 흡인을 시행한다.
③ 구순열 수술 후에는 침구에 봉합선을 문지를 수 있으므로 절대 엎드려 눕히지 않는다.
④ 구개열 수술 후에는 분비물의 흡인을 방지하기 위해 복위나 측위를 취해준다.

12 아동간호학

1세 이상 아동에게 가장 적절한 응급조치는 하임리히법이다. 이물질 제거를 위해 손가락을 넣으면 이물질을 더 아래로 밀어 넣을 수 있고 성문에 손상을 입을 수 있다. CPR은 의식이 없을 시 시행한다.

13 약물계산

$100(mL) \div 2(hr) = 50cc/hr$

14 지역사회간호학

보건 교육은 기본적, 단편적인 지식이나 기능을 전달하는 것이 아니라 일상생활에서 응용할 수 있는 행동의 변화까지 나타내도록 하는 것이 궁극적인 목표이다.

15 정신건강간호학

① 분열성 인격 장애(A군)
②③ 편집성 인격 장애(A군)
④ 자기애성 인격 장애(B군)

16 정신건강간호학

②③ 자기비난과 흥미와 동기 상실은 인지적 행동 특성이다.

④⑤ 식욕부진과 수면장애는 생리적 행동 특성이다.

17 약물계산

$1,000(\text{cc}) \times 20/24(\text{hr}) \times 60(\text{min}) = 125/9 = 13.888\cdots = 14\text{gtt/min}$

18 기본간호학

② 방사선멸균은 감마선이 투과력이 매우 강하여 제품을 완전 포장한 상태로 멸균이 가능하고, 유해성분이 남지 않는 장점이 있다.

③ E.O.가스멸균은 아포를 포함한 모든 미생물을 파괴하고 열에 약한 제품을 멸균할 때 사용된다. 고압증기멸균보다 비용이 많이 든다.

④ 건열멸균은 건열멸균기를 사용하여 160~170도의 열에서 1~2시간 정도 멸균하는 방법이다.

⑤ 과산화수소가스 플라즈마멸균은 58%의 과산화수소를 가스화하여 50도 이하에서 40~70분 정도 멸균하는 것이다.

19 기본간호학

증발은 액체가 기체로 기화될 때 열이 이동하는 것으로, 이때 열 소실을 동반한다.

20 기본간호학

신체역학은 물체를 들어 올리고, 몸을 굽히고, 움직이는 것과 같은 활동을 할 때 신체 선열과 자세 및 균형을 유지하기 위하여 근골격계와 신경계의 조정을 위해 운동학을 적용하는 것이다. 중력중심이 낮을수록 안정성이 높아진다.

21 여성건강간호학

①④⑤ 추정적 징후

③ 확정적 징후

※ 징후
- 추정적 징후 : 태동 인지(첫 태동), 채드윅 징후(임신 시 혈액 공급의 증가로 인한 울혈로 질이 푸른색이나 자청색을 띠는 것) 피로감 등이 있다.
- 가정적 징후 : 의료진이 관찰할 수 있는 변화로 복부증대, 자궁경도변화, 자궁수축 등이 있다.
- 확정적 징후 : 초음파나 방사선 촬영을 통한 태아확인이 있다.

22 간호관리학

② 런 차트는 일정기간 업무과정의 성과를 측정한 관찰치를 통하여 업무흐름이나 경향을 조사할 목적으로 사용된다.

③ 파레토 차트는 하향막대 그래프에서 상대빈도나 크기를 보여줌으로써 개선 가능성이 높은 문제에 노력의 초점을 맞춘다.

④ 흐름도는 어떤 생산이나 서비스가 따르는 과정에서 업무과정의 결과나 실제 흐름을 밝힐 수 있도록 한다.

⑤ 히스토그램은 질 향상 분석 도구 중 일정기간 수집과정을 통해 얻은 자료를 요약하고, 빈도 분포를 막대모양의 그래프로 제시하는 도구이다.

23 지역사회간호학

③ 1군 감염병은 치명률이 높기 때문에 집단 감염 발생 우려가 커서 발생 즉시 신고하여 격리가 필요한 감염병이다. 에볼라 바이러스, 중증급성호흡기증후군(SARS), 신종 인플루엔자, 페스트, 탄저 등이 있다.

①②④ 2군 감염병, ⑤ 3군 감염병

24 약물계산

$2,000(cc)/24(hr) = 83.333\cdots = 83cc/hr$

$83(cc/hr) \times 20(gtt)/60(min) = 27.666\cdots = 28gtt/min$

$60(sec)/28(gtt/min) = 2.1sec/gtt = 2sec/gtt$

25 약물계산

$$\frac{4(mcg/kg/min) \times 500(cc) \times 60(min) \times 70(kg)}{800,000(mcg)} = 10.5cc/hr$$

당신의 꿈은 뭔가요?
MY BUCKET LIST !

꿈은 목표를 향해 가는 길에 필요한 휴식과 같아요. 여기에 당신의 소중한 위시리스트를 적어보세요. 하나하나 적다보면 어느새 기분도 좋아지고 다시 달리는 힘을 얻게 될 거예요.

- [ ] _____
- [ ] _____
- [ ] _____
- [ ] _____
- [ ] _____
- [ ] _____
- [ ] _____
- [ ] _____
- [ ] _____
- [ ] _____
- [ ] _____
- [ ] _____
- [ ] _____
- [ ] _____
- [ ] _____

모의고사의 수리논리 영역 문제풀이 시 본 문제풀이 용지를 이용하여 풀이하세요.

성명 :   수험번호 :

성명 :   수험번호 :

성명 :

수험번호 :

모의고사의 수리논리 영역 문제풀이 시 본 문제풀이 용지를 이용하여 풀이하세요.

성명 :   수험번호 :

합격에 날개를 달아주는
서원각 기업체 시리즈

NCS 서울교통공사
9호선운영부문 필기시험

NCS NH농협손해보험
필기전형

NCS 한국전기안전공사
직업기초능력평가

NCS NH농협중앙회 | 은행
5급 필기전형

NCS LH한국토지
주택공사 직업기초능력평가

NCS 한국승강기
안전공단 직업기초능력평가

NCS 공항철도
직업기초능력평가

NCS 경기교통공사
필기전형

다양한 강의 !
유튜브 소정미디어를 검색해보신 후
무료강의를 확인해보세요

서원각
소통창구

서원각
네이버 톡톡

서원각
카카오톡 플러스친구

카페에서 각종 정보 확인해보세요!

기업과 공사공단	공무공부	비컴널스
https://cafe.naver.com/airup040dan	https://cafe.naver.com/0moo1	https://cafe.naver.com/prototypegamer